大展好書　好書大展
品嘗好書　冠群可期

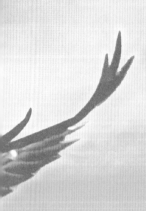

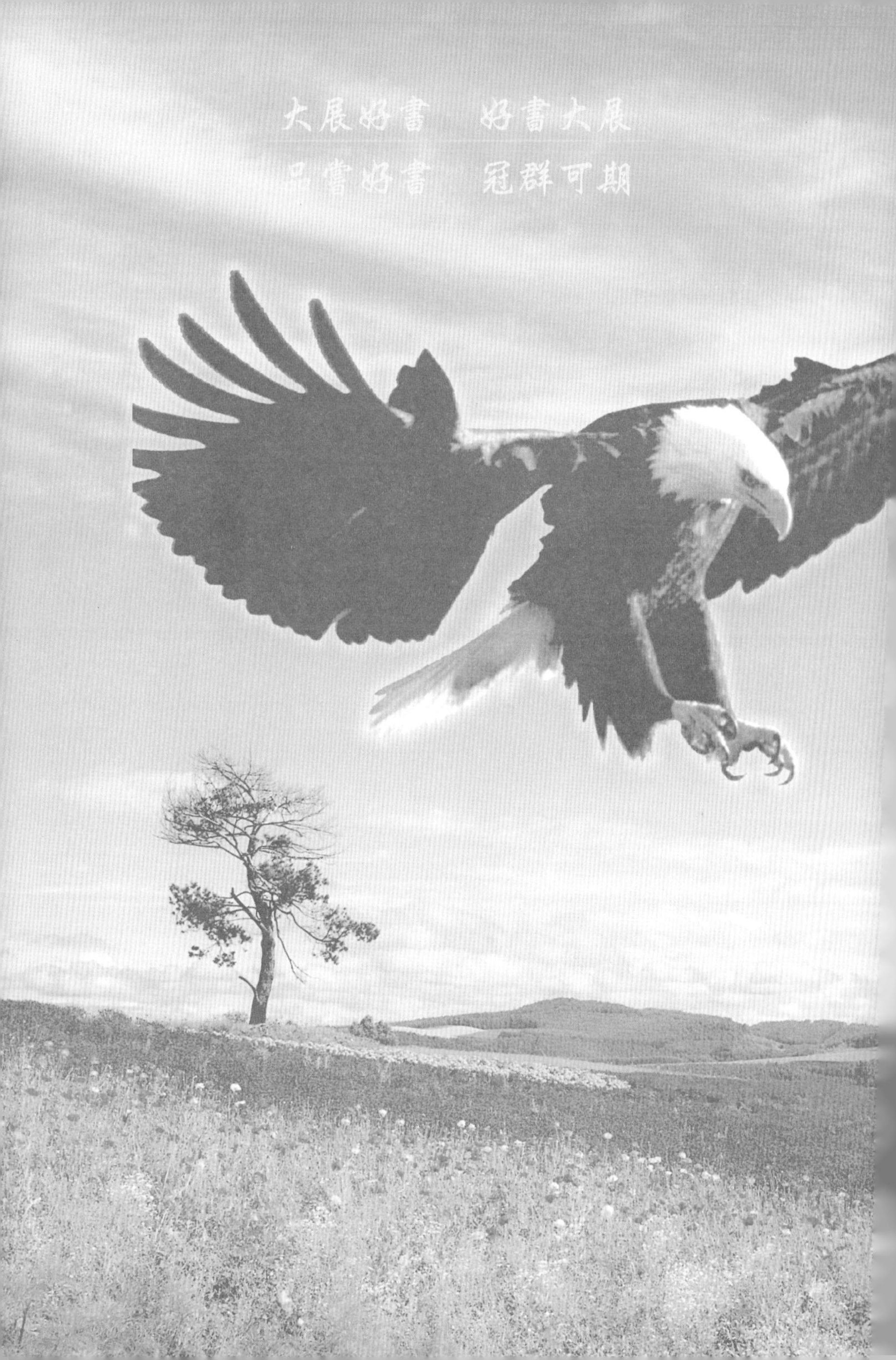
大展好書　好書大展
品嘗好書　冠群可期

老拳譜新編 17

煉氣行功秘訣

墨井書屋 藏版

大展出版社有限公司

陽少陽會於大杼第一椎下兩旁去脊中一寸五分臨中內抵腰中入循膂絡腎○難經曰督脈任脈四尺五寸共合九王啟玄曰膌戶乃督脈足太陽之會䪿也脈督脈也名曰督中一寸陽脈之都剛相連作太陽之會故也二脈一濟古曰督者都也為陽脈之都剛任猶天地海藏曰陰蹻陽蹻同起眼中見渾於之下乃水凟而相接後人身之者身之前一行於身之後人身之者居此二而一者也陽脈之不離合曰任督火交媾之鄉故以奉上上有神鏡㞣上鵰玉

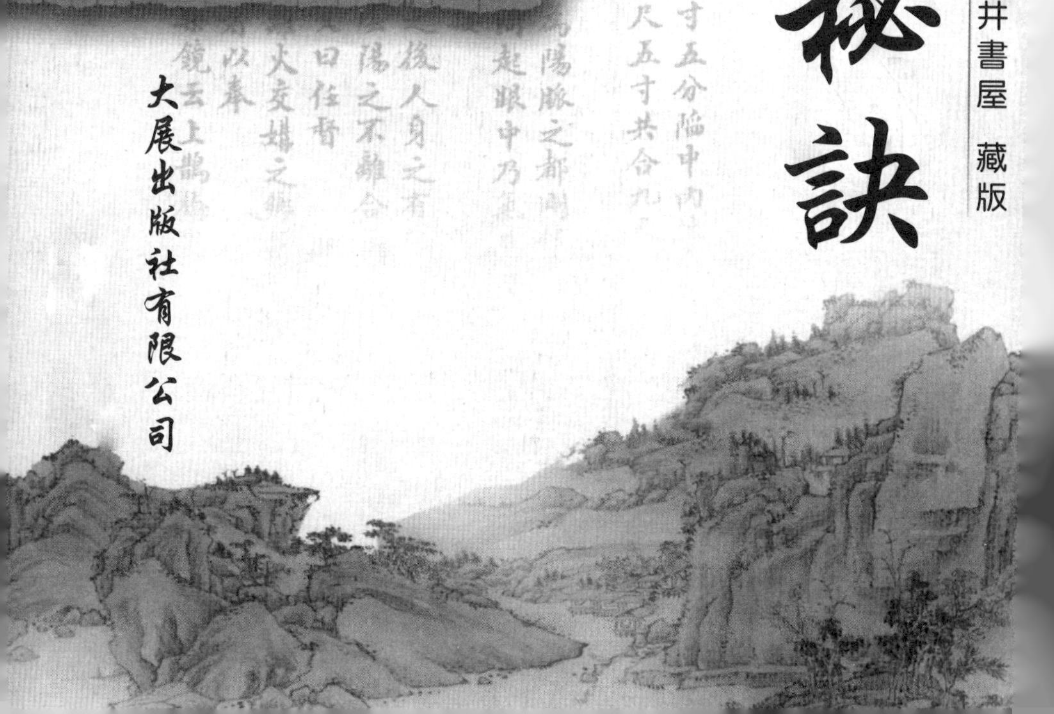

策劃人語

本叢書重新編排的目的，旨在供各界武術愛好者鑑賞、研習和參考，以達弘揚國術，保存國粹，俾後學者不失眞傳而已。

原書大多為中華民國時期的刊本，作者皆為各武術學派的嫡系傳人。他們遵從前人苦心孤詣遺留之術，恐久而湮沒，故集數十年習武之心得，公之於世。叢書內容豐富，樹義精當，文字淺顯，解釋詳明，並且附有動作圖片，實乃學習者空前之佳本。

原書有一些塗抹之處，並不完全正確，恐為收藏者之筆墨。因為著墨甚深，不易恢復原狀，並且尚有部分參考價值，故暫存其舊。另有個別字，疑為錯誤，因存其眞，未敢遽改。我們只對有些顯著的錯誤之處，做了一些修改的工作；對缺少目錄和編排不當的部分原版本，我們根據內容進行了加工、調整，使其更具合理性和可讀性。有個別原始版本，由於出版時間較早，保存時間長，存在殘頁和短頁的現象，雖經多方努力，仍沒有辦法補全，所幸者，就全書的整體而言，其收藏、參考、學習價值並沒有受到太大的影響。希望有收藏完整者鼎力補全，以裨益當世和後學，使我中華優秀傳統文化承傳不息。

為了更加方便廣大武術愛好者對古拳譜叢書的研究和閱讀，我們對叢書作了一些改進，並根據現代人的閱讀習慣，嘗試著做了斷句，以便於閱讀。

由於我們水平有限，失誤和疏漏之處在所難免，敬請讀者予以諒解。

錬氣行功秘訣內外篇

上海中西書局印行

張序

技擊一道，大而足徵一國民族之強弱，小亦關係個人身體之健全。然欲求其道，大而化之，神而明之，則視其人能練養上乘之氣功與否。先儒之浩然，沙門之入定，道家之渾元，其靜一養練之精神，其在斯乎，有足多也。夫練與養，雖同出於一氣之源，但覺中有虛實動靜之分，及有形無形之別。養氣之學，以道為歸，以集義而宗法。練氣之學，以運使收效，以呼吸作行功，以柔而剛為主旨，以剛而柔為歸途。及其妙用，則時剛時柔，半柔半剛；遇虛則柔，遇實則剛；柔退而剛進，剛左而柔右，此所謂剛柔相濟，虛實並進者也。

張君慶霖，固深明乎剛柔虛實動靜有無之奧旨，發微闡隱，著為是

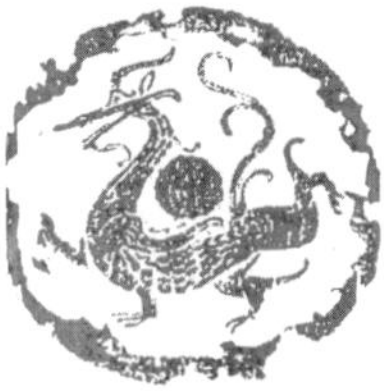

篇，請序於良。良尚不知夫技擊，更何從參悟其氣機，第君本陸大之高材，嘗授東北軍迫擊炮隊總教練官之職，先大元帥稱其能。比君因病退伍，遁跡津沽，閉戶著迷，不樂功名。嗚呼！君是達人，自無髀肉復生之嘆；良慚德薄，每懷舊人起用無方，殆誠如是篇所謂，法緣未結也耶。

民國十八年春張學良漢卿甫郵序於遼寧長官公署

金序

余髫年習技，束髮受書，雞鳴而起，日落而息。學技擊也，重形勢而不務行功；講文章也，偏辭藻而不重立意，以致走拳則如水萍風絮，漂泊無根；著述強學美女時花，因辭害意，但知所欲隨心，不顧貽機大雅。所謂讀書既不成，學劍又不成，潦倒半生，毫無建樹，其余之謂歟。十八年春三月，因事來滬，無意與張子慶霖相值。念年舊友，一旦重逢，其快慰當如何耶！過其寓齋，見案頭著有《鍊氣行功秘訣》一書，展閱之餘，不禁駭異而言曰：「此少林衣鉢，上乘行功，調呼吸，練百骸，氣轉周天，神遊體外；收則存於方寸之中，放則彌於六合之內；若有形，若無形。有形者，會於人身，猶風雨行於宇宙；無形者，

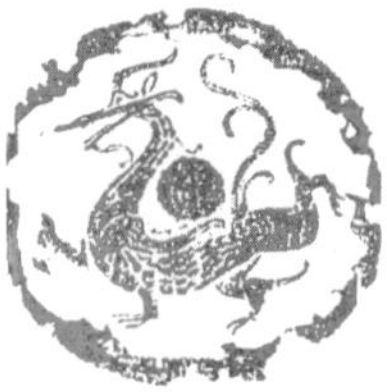

施於體外，若雷電發於太空。練易筋者，不能比其神；練洗髓者，不能知其妙。今子獨得其秘竅，編著成篇，以告國人。遠溯古今，旁通歐亞，繪圖立法，縷述分條，索奧探源，歸宗一炁。工夫至此，造登極頂；運氣之法，嘆觀止矣。惜乎余也，習技之始，捨本求末，專求手足之勤勞，忽視精神之寧靜。漫漫長路，莫趨捷徑於終南；耿耿之懷，獲睹良方於益友。斯書刊佈，有益於強國強種，豈淺鮮哉！練術行功，猶其小焉者耳！至余與慶霖，幼年結識，傾慕訂交，患難同舟，幾經風險，其膽識每在余之先；其文章則在余之上；其體質不若余而精神過之，其戇直不若余而剛勁過之，是皆由於氣行於中，而施形於外之表示耳。余睹其書，感慨係之。蓋余之不能為者，而子竟為之，益愛慕其人，因是為序，並用作此次相逢之紀念云爾。

大中華民國十八年春三月盟仲金一明序於滬江旅次

內篇 目錄

第一章 緣起

清虛禪師本少林正宗，即俗所謂習外家者是也。師本掛錫寺中二十有三年，因當家諸師不注意世傳真諦，及各立門戶，意氣用事，甚至走入歧途。不忍目睹少林之墮落，去作天下雲遊。師得少林正傳衣鉢，謹守成規，訓誨後學，於洗髓經、易筋經二難俱併，已窺堂奧，而造極峰，於養氣功夫達第三十六層。

所謂夫子之大道，其高已不可攀，惟曾出示其珍藏氣之真義闡微、行功歌訣諸篇，分條解釋，纖細無遺，試坐實行，證據畢收。今愚謹加潤飾，益以經驗所得，考據而來，共演成十二章，用了心願。

易筋洗髓為內功最難練習者，而內壯外洗服藥、一月至十二月行功諸法，言之匪難，行之則艱。至於技擊流源，各家拳考，但凡稍習武功者，莫不研究一二，俾為練習參考。

要知以上諸法諸功，莫不一一與養氣功夫明牽暗合。設養氣不成，縱練得周身武藝，拳術精通，十八般兵刃諳熟，實等於花拳繡腿，而於宏旨無關，僅可演戲於舞台，鬻技走湖海，供人欣賞，登峰造極云乎哉？大道至聖云乎哉？

本養氣篇，於技擊源流、考證練習，間有所言。因非本書之主旨，故未詳細剖解。惟本編旨極淺近，文不冗長，詞句未修，罣誤難免。海內會家，與夫實地練習諸公，或表同情，或有心得，乞有以教之，則愚幸甚，而天下學者亦幸莫大焉。

第二章　西洋呼吸淺說

歐美人士之好此道者，稱西洋拳術家，稱大力士。及其鬥也，另闢一徑，旨則正大光明，不准取巧施偽，此擊彼還，有一定步驟。最奇異不可解者，悉尚手而不用腿，在其始祖之流傳，當有深意存乎其間。他如表示偉岸氣力，或以千鈞之石，倒壓股服上而敲之；或用百鈞之磚，置頭顱上而碎之，在吾國武藝中，稱硬功者，稱陽勁者，庶幾近之。考其實質，一一無非示其精神軀殼之力大身強。

以愚短淺眼光視之，體魄力量誠絕偉大，宗旨立法亦甚光昌，但無奧妙存乎其間，僅具皮毛耳。彼魚龍變化，神機莫測，探遠索邃，收奧妙，擷精華，殆不可與言，言亦無用。宗旨不同，觀念各異耳。

不過彼邦之稱拳術家者，必於每日清晨起身，不待盥漱，即往空氣新鮮之廣場中，為呼吸之操練，由淺入深，由深而急，可一小時操畢。先緩散步數里，再作快慢跑步半小時，歸作冷水浴，適量而止，始後始進早餐。至其浴也，絕端注重毛巾摩擦皮膚，俾和其筋血。

以上兩點，在歐美諸邦，即非習武事者，普通男女老少，率多按日行次，固極合人體之衛生，此歐美常人之體魄強於吾人所由來也。

然試追求其呼吸洗擦之習慣，即是吾人打坐養氣之初步耳，不過具體而微，未嘗明白養氣之原理與夫幽邃深奧之法則，但知其然，而不知其所以然，此又為愚所敢斷者也。

即吾人練習養氣功夫未成之初步。

西洋拳術家呼吸圖

即吾人練習養氣功夫未成之初步

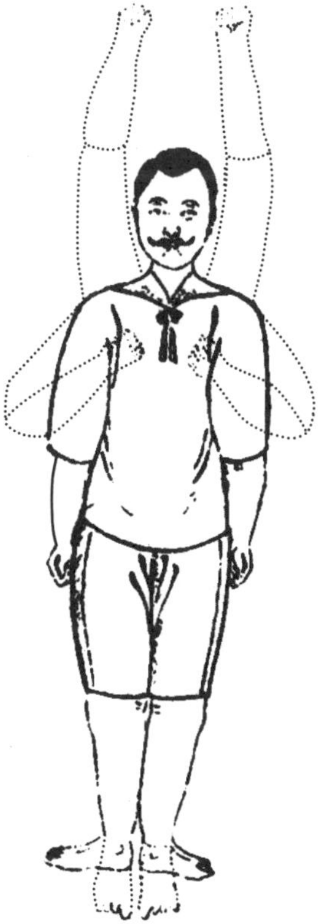

解曰：此法極簡單，不過立正呼吸，一二三而已。先立正。㈠兩手握拳，提圈形緊貼胸部。㈡再伸手向上。㈢蹺足向下。令肺部緊張，然後做呼吸慢速度若干次。微倦，以一二三口號停止，歸立正原狀。每息一分鐘，再接再厲，至原定時間而罷動作。

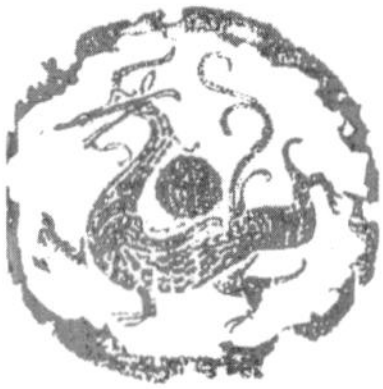

第三章　日本柔術鍊氣考略

日人之練習武事者，曰武士道。稍涉獵藝術、研究技擊之人，又莫不知日人柔術之精，運用之妙。惟其道其法，則一反歐西大力士橫眉豎目、挾山超海之行為，出以短小精悍，詐欺虛偽，繞指三匝，若有餘韻之可尋。柔即是剛，剛即是柔，極天下之至剛，始以柔名。考其源流，本亦產自中華，出於大夏，特吾人屏而弗用，久之失傳。

嗚呼！太璞失真，道孤運厄，藝術之不幸，大中華之尤不幸也。日人初得此術，運而化之，神而明之，變本加厲，觸類旁通，遂成一家。視如國寶，播於學官，授之軍旅，當夫國際戰爭，甚且以此而克收厥功。孰云槍炮之利，武術於短兵相接時，而無絕大之關鍵也哉！

考柔術，實傳自中國大明萬曆年間。其施法也，赤手空拳，無剛弗摧；運其精穀，刀斧莫加；至其真理，與夫剖解義趣，是有專書，非吾文主要，姑不贅述。今請言習學柔術之最初一步，要仍不外乎養氣功夫。柔術與氣功其關係之深，如魚之得水，魄之附身，死生成敗，均在其中，初不可一時一刻須臾離也。

柔術養氣，初步至歸途，劃出行徑層次，表如下列：

形體——心魂——心

心：膽力、動勢

膽力、動勢——氣

氣：作業呼吸、身體發育、修身練習

作業呼吸、身體發育、修身練習——吞嚥吐唾

初學者要素有二：一曰氣滿；二曰體虛。顧氣滿即是體虛，體虛始能氣滿。換言之，實即二而一、一而二者也。何謂氣滿？中心正坐之處

之謂也。譬之一體三面六手，心只一焉，其司機能力全在乎心。當全神貫注，勿使有毫隙可乘，則自胸至趾，一動百搖，氣即滿矣。心若偏倚，則三面六手不能隨一心而呼應，是乃失卻真位，精神雖到，而氣不滿；三面六手徒有其形，未能隨與俱動。

何謂體虛？其中有陰陽存焉。動曰陽，靜曰陰，但無形、無聲、無色、無跡象可尋。倘按其實質，則又有形、有聲、有色、有跡象之可尋。據吾師言，養氣功夫走到第十八層，則聲色形象，時隨氣體以俱來，但不過翩若驚鴻，迅若游龍，霎那間忽來忽去，令人不可捉摸思議。氣既滿貯於虛體中，時若養之不當，或動作不宜，遂使所養之氣宜洩之。或外邪侵入，非但氣不得入體，收伸縮自由之效，反致損失元神及平常自然之氣。欲令浩然之氣滿，養練之氣收，吞嚥吐唾趨入正軌，而柔術得以凱旋告成功，是則戛戛乎難矣。

日本柔術家坐功行氣圖

亦即吾人練習養氣功夫已成之初步

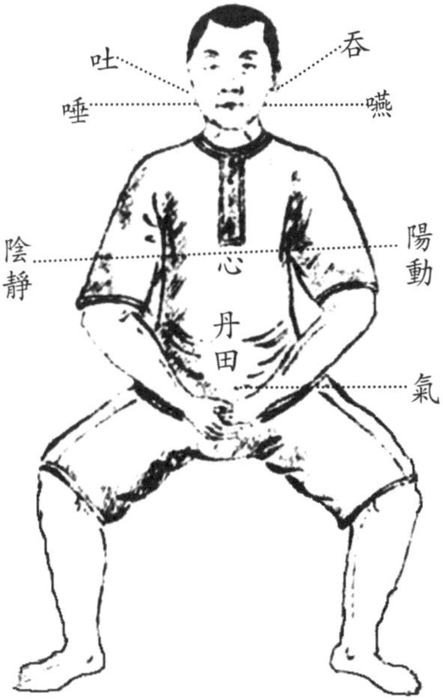

解曰：坐馬勢，以雙手參差相握，覆於臍下，掌心之氣直通肚臍，臍能伸縮開閉，術即可觀。行功時，調和陰陽，運用動靜，自胸經過兩肩，節節看力。每呑緊急，遇吐深沉，納入丹田，達足趾而止。其行氣也，如舟輪鐘機，慢速有限制，比週而復始。

第四章　清虛上人之箴言錄

吾師清虛上人曰：「自來從事武學者，大體好分內外二家，由二家更強分門戶，妄言家數，似此妄誕不經，蔑以加矣。

譬如今有老農焉，生子三人，子又各生兩孫，長子經商，次子繼耕，三子仕宦。仲孫習舉業，而大魁天下，其家因以大昌。季孫博弈飲酒，好與無賴遊，流為盜賊，遂使其清白家聲大墮。觀於此，是子也孫也，有商，有農，有宦。有讀書者，大振門庭；有惰逸者，淪於市井，於是析先人遺產，分爨而居，雖然血統相承，一脈攸關，兄弟叔侄各事生計則可，萬不可因其善惡、賢與不肖而改更其姓氏焉。

今之拳術家，每好大言欺世，各相標榜，立異為高，逆情干譽，於是數典忘祖，失卻本來面目，不啻自換姓氏門庭，稱人為父。此老僧最引為太息痛恨者也。

要之武藝傳流，本是一祖開山，一脈相承，繼起者縱然人各有志，或學揮拳，或擅掃腿，或專在手指上用功夫，各有心得，竟因其一技之專，而得克享盛名。

亦猶如彼老農之子孫，分道揚鑣，經商千祿，讀書守耕，亦有淪落不堪者，終以丁多族旺、賢愚之分，乃各自分居為計。雖然每值春秋祭祀，或拜掃墓廬，仍須各至家祠祖墓，行其慎終追遠之禮，所謂趨向各殊，而歸途終同一也。

道無內外之分，藝無家數之別，學者更欲打破門戶之觀念，方可以學也。老僧合掌，大聲疾呼：夫以老僧之言為然者，斯固然矣。即不以老僧之言為然者，老僧亦將強其然矣。」

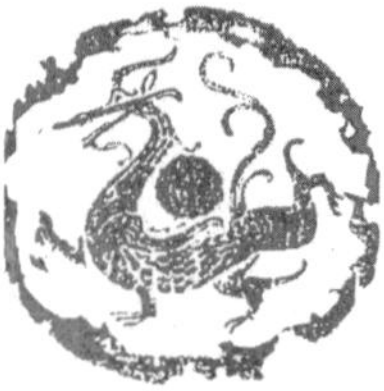

愚寫至此，追憶當年師每諄諄以習武者，須要打破門戶觀念之言為訓誨。且曰：「內功第一，是打坐養氣；外功第二，即大同觀念也。」愚懍然受教，奉為圭臬，今更列入是編，舉以轉告天下同志，務勿漠然於中，視為無足重輕之論。

第五章 氣之真義

一人之身，內而五臟六腑，外而四肢百骸，以及精氣神、筋骨肉，共成其一身者也。

臟腑之外有筋骨，筋骨之外有肌肉，肌肉之外有血脈。至於主渾身內外上下之動機者，則又氣為之也，有氣則生，無氣則死。

天地萬物之生，亦均莫不有氣機，是故練武功者，必須先從練氣入手。蓋吾人當由極難極亂處做去，俾腳跟立定，不動不搖，則其餘未有不迎刃而解者。

夫能培其元氣，守其中氣，保其正氣，護其腎氣，養其肝氣，調其肺氣，理其脾氣，升其清氣，降其濁氣，避其邪惡不正之氣，勿傷於氣，勿逆於氣，勿憂思悲怒以頹其氣；使氣清而平，平而和，和而暢達，暢達則通行無阻，合內外上下為一體，乃曰全功。

人之初生，本來性善，因為眼耳鼻舌身意，主司情慾，以致靈台雜亂，蔽其慧聰。人氣亦然，本來完好，亦因眼耳鼻舌身意，致亂其元氣。欲完好其氣而不亂，第一須守中道。守中者，專於積氣也。中乃存氣之地，應須守也。守之之法，在乎含其眼光，凝其耳韻，勻其鼻息，緘其口氣，逸其身勞，鎖其意馳，四肢不動，一心冥念，先存中道之想，後絕諸念之紛，漸至入定，是名曰守。

第二勿他想。人之中氣，不能自主，悉聽於意，意行則行，意止則止。唯勿他想，自積而不溢，充而內蘊，此即孟子所謂至大剛，塞乎天地之間者，是吾浩然之氣也。

休寧汪氏《論氣篇》曰：人身之所以恃生者，此氣耳。源出中焦，

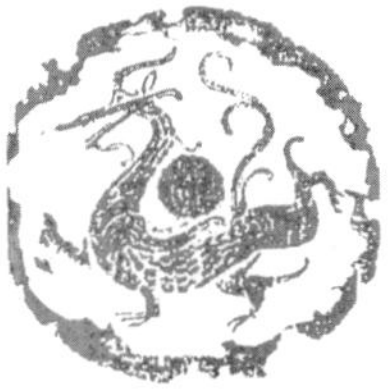

總統於肺，外護於表，內行於裏，周通一身，頃刻無間，出入升降，晝夜有常，曷嘗病於人哉？及至七情交致，五志妄發，乖戾失常，清者化而為濁，行者阻而不通，表失護衛而不和，裏失營運而勿順。

氣本屬陽，縱之為火矣。人身之中，氣為衛，血為營。《經》曰：營者，水穀之精也，調和五臟，灑陳於六腑，乃能入於脈也。生化於脾，總統於臟，受於肝，宣布於肺，施洩於腎，灌注於一身。

目得之而能視，耳得之而能聞，手得之而能攝，掌得之而能握，足得之而能步，臟得之而能液，腑得之而能氣，出入升降，濡潤宣通，靡不由此也。飲食日滋，故能陽生陰長，取汁變化，而赤為血也，注之於脈，充則實，少即澀。

此論人身中之氣理，極名醫之能事，對症下藥，直達任何部分，宿疾未有不癒者。然人苟養之練之，出入升降濡潤宣通，是疾病又無從侵入。

洪惠禪師曰：呼吸之功可以使氣貫於周身，故有鼓氣胸腹肋首等處者，用堅梃鐵錘突然猛擊之，不但於其人毫髮不損，甚而梃折錘崩。蓋由於運氣者，使其氣鼓注包羅，抵抗之耳。其能力絕大。但有一處，唯氣行運不能達者，即面部之兩頰是也。他部均可隨意襲擊，獨兩頰輕易不可令人以手撫摸。若以器擊之，則更萬不能可，非但痛疼，且害無窮。

吾師清虛上人則曰：穀道者，為出氣之命門。功到六六，周身上下，一無畏懼，任人攻擊。唯此一穴，為絕命之脈，初不能不加注意，而輕易侵犯之也。是以上兩說，各有不同。兩師之言，孰是孰否，抑此二者同為要害也耶？

第六章　拳與氣之法理

漢華佗氏創五禽之戲，曰虎鹿熊猿鳥，用以名拳。少林襲之，稱曰龍虎豹鶴蛇。此五拳者，各有其妙，龍拳練精，蛇拳練氣，虎拳練力，豹拳練骨，鶴拳練神。

綜上五拳手法，共一百七十三手。但依據少林技擊術之練習方針，須於一切普通運氣使力，及各種馬步手法等，均須學習嫻熟，而後始准練五拳。

謬人所稱之內家技術，極盛於隋唐，至宋元而稍衰，明季為之一振，是中興時代。

如《明史・方伎傳》，記葛虯孫體貌魁梧，精於擊刺，且嫻醫藥

（夫醫家之能悟拳養氣，前文已記有汪氏、華氏可為先例，無足為奇）。呂元膺知運氣之法。

張全一，名君寶，號三豐，貌頎而偉，龜形鶴背，大耳圓目，鬚髯如戟，寒暑唯一衲一蓑，所啖升斗輒盡，能一日行千里，又與其徒遊武當山，創草廬而居之。太祖聞其名，洪武十四年遣使，徵而不得。考三豐，號邋遢，為明時技擊之泰斗。先居於寶雞金台觀，後學道於鹿邑太清宮，於少林法練習最精。人既稱三豐日內家，曰武當派。

何以三豐宗法少林練習最精？於此可知本無家數派別之分。武術如文章，學無止境，但有精與不精，名與無名耳。三豐後遊川蜀襄荊沔漢間，技更進，能融貫少林宗法，而著力於氣功、神化之學，開練氣之新紀元。晚年發明七十二穴點按術，其得道之深，稱巨擘焉。

今是編之運功行氣法，是傳之於清虛禪師，但據師云：彼則半得於

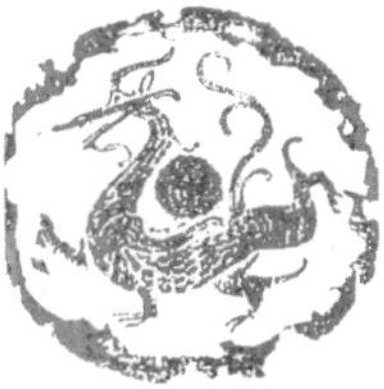

張之門人參考而成之。

拳術之源有考據，拳術之學尚法理。法理之中，最注重氣功。實則氣功亦有法理，拳為有形，氣為無形，而有即是無，無即是有，種種牽連，種種暗合，上文亦已屢言之矣。

法是拳，理乃氣。法有沉托分閉起頓吞吐八字，是有形之練拳。理亦有沉托分閉起頓吞吐八字，是無形之練氣。有法無理，等於捨本逐末；有理無法，不能豁然貫通。法理通，更會而調之，神以明之，斯可與言氣功矣。

法理化陰陽，陰有陰勁，陽有陽勁。陽勁為硬功，陰功即柔術。無柔不硬，無硬不柔，相輔而行，天然合拍。

勁中分力氣，力現於外，氣行於內，先陰後陽，左陽右陰，事半功倍，必底於成。法理陰陽為習拳養氣中之當然，但仍要明其所以然，則求形氣神鼎足而立，五合三催八步齊趨。

有形謂之形，無形謂之氣，運有形與無形而會之謂之神。手與眼合，眼與心合，肩與腰合，身與步合，上與下合，謂之五合。手催、身催、步催謂之三催。

總而言之，形練之成拳，氣練之得道。立廣場中，身手之有動作；坐於靜室，神氣之有運會，其意一也，其事同也。嗚呼！天下之大，武藝之廣，所言練習真義盡於此矣。

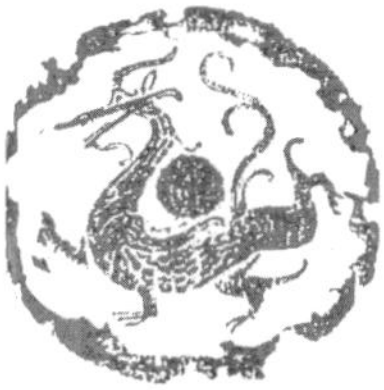

第七章　不動心

禪以定為主，氣以凝而堅。將欲行功調息，須先盤膝危坐，閉目冥心，握固神思，屏除紛擾，至澄心息意，神氣貫足而後，開始呼吸。無得徒具其形。心若妄動，雜念俱來，便是徒勞其形，徒行其功，練習且不能，又何有實效之可獲哉？

夫其行氣也，有一定階級，一定步驟，一層二層一層，次第而上之，不准躐等，不可速求，所謂欲速則不達。行之固貴有恒，操之亦不可過急。亦有坐功已窺門徑，因一念之差，錯入歧途，知其誤而執迷不返，於是百骸四肢，精神氣血，愈趨愈遠，愈走愈歧，一旦紛然瓦解，猶如大廈之猛摧，橋樑之忽斷，其危險必妨及生命而後已，且均出於剎

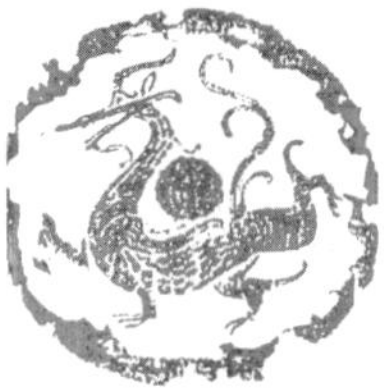

那俄頃之間，欲施救而亦不可得。行功淺而危險尚淺，行功深則危險與之俱深，可不慎哉！可不慎哉！

初行功時，謹守規矩，並未動心，而外火忽生，聚之於內，引起三昧、三氣相合。凡火大動，勢必耳鳴腮腫，相火遊行，於周身上下，發現毒疹紅斑。內火延燒於五臟六腑，神迷氣亂；陽火夜逸，夢思異境，千奇百怪隨之而來，是害尚淺，但不可不防。

其預防法及已實現後之抵禦法：盤膝面東正坐，兩手固握叉腰，吸清氣滿入腹中，急呼深吸，閉氣三五七九息，緊提穀道，令凡火徐徐吐出，自然病除火退。

《兵法》云：「敵不動時我不動，敵欲動時我先動。」又曰：「其靜如山，其動如風。守如處女，出如脫兔。」今愚之所謂不動心者，固然是泰山倒於前，刀鋸加於後，君心本泰然，處之若平素。其於浮動輕

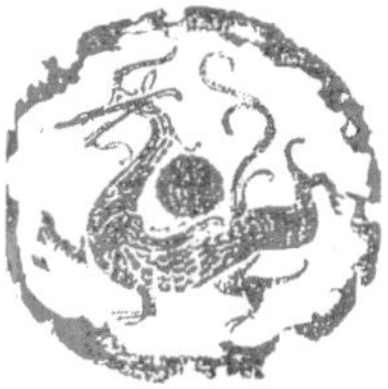

躁，心氣易搖諸弊，可以免矣。

但於志意上，仍要注意及之，貴富不移，威武不屈，心甘淡泊，一意求道，終底於成，而後已矣。更須勞苦其皮膚，磨練其心志，俾其有專心、有恒心，勿得半途而廢，無疾而終。

行功時並有四忌：（一）忌猛進；（二）忌污穢，及人煙稠雜；（三）忌以口呼吸，須從鼻孔出入，一氣到底，始能吐歸納新；（四）忌思想忽亂。蓋氣行於虛，而滯於實，一旦思想散弛，其氣必凝結不通，小則成痞，大則傷身。知乎此，則於不動心之義，始入真境，非徒尚空論也。

功已成時，需要靜其氣，和而不流，小心謹慎。不可恃術以凌人，好勇而鬥狠。涵養功夫，即是不動心之原旨。

第八章　打坐行功法

練養行功，共分三十六層，相因節制，渾然而成，個中奧妙無盡境、無窮源。總之以心主形，以形攝氣，以氣運神。若夫行而化之，神而明之，則又存乎其人，一經養練於至成，無量無邊，不可想像，不可思議，盤天際地，超神入化，乾坤我立，萬物我造，來去如風，長生不老。心所欲為，氣與之俱；神運之來，則亦不自知將抵於何境。嗚呼！祛病延齡，強身健體，尤其最小者焉耳。

打坐三年，行之既久，其最淺成績，亦可收下列之六功：

一祛病；二延年；三終身健壯；四飢寒不怕；五多男靈秀；六禦侮不惴。

以上六端，無論其人習武事與否，行功三年，必得此果。然而無緣者成此淺功，不可遽退；退則氣散，仍是常人，良可惜也。

結茅深山，宿於中野，舟車不通，人跡罕至，曰唯見古木森林、風雷雲雨，而虎豹豺狼，久與相處，各不相犯。在食人之畜，視其人亦為木石，非是肉身，無從咀嚼，故不垂涎。似此練法，則其意堅志決，縱非棄妻子，披剃入山，然而知機覺微，其悟透禪宗，殆不遠矣。比其浩然養成，則所造之旨宏深博遠，又豈道淺近略知呼吸門徑者，所能仰望於萬一哉。

若備斗室，靜而無譁，空氣流通，布置樸簡，最好四周有亭台之勝，花木之栽，而小橋流水，景緻宜人。此室即在曲徑通幽處。豈真身入仙境，而步步引人於行功上，良有大大裨益。

當夫人聲寂然，只有我身，擇每日清晨起身時、正午未飯時及晚間

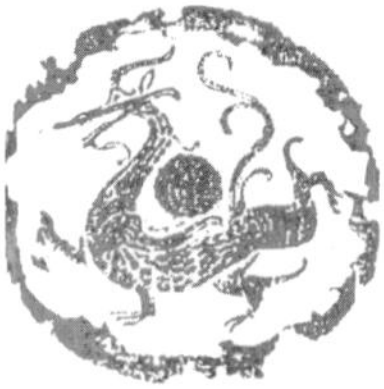

將睡時三個時期，次第行之。蓋早間之氣清，午時之氣圓，晚上之氣正。況夫早中晚者，為時間上三才之分，上中下者，為釋典內三乘之別，吾人行功，擇此時間最屬妥善。

調息坐時，五行朝天，正其心身，危然豎直，左腿抱右腿，兩手翻置膝上，眼觀鼻，鼻觀心，徐事吐納，由淺入深。此儒謂之修，釋謂之禪，道謂之定，亦即常人之謂之坐是也。

其法分輕重深淺、採取吐納、內外沉浮、配合分離。有此十六字，法盡於此矣。

輕重深淺，謂調息由輕而重，由淺入深；亦謂氣血流行時，先輕通於皮膚，後深入於筋骨，再淺提之入心臟，終深存於丹田。

採取納吐者，採天地之靈秀，取日月之精華，吐胸中之惡濁，納自然之清虛。

內外沉浮者，謂內心自修，外魔不動，沉其氣機，浮視慾念。配合分離者，謂配陰陽，合三才，分虛實，離遠近。知乎此，則離大道不遠矣。

又先徐將胸中穢濁之氣吐出三口，再吸入新鮮空氣。初甚微細，只吸納六度至十二度，繼增三十六度，而達三百六十度為限，暗合氣功三十六層之數。先由六十分鐘時刻坐起，然必腰酸腿楚，心意煩躁，手足無所措，甚至頭昏胸悶，雜念乃龐生。

六日後稍安，但無進步可言。六月後可以逕坐至六小時之久，而調息亦至無量數，氣亦上浮，口口收入，心能忍耐，意亦漸安，可以平靜不波矣。

十八月之後，則呼應漸靈，氣亦充滿，可以隨意升降調遣，所謂竅門開，道成與否，一發千鈞，此其時耳。

呼吸直入肺部，以鼻司出納，盤膝面東，胸硬腰挺，不可傴僂。每吸須以全部精神收入，由胸中經過兩肩間，無形中必微聳，然後始納入丹田。丹田即氣海，在小腹上、臍之下。初不得入，間亦可入，但隨入隨出，不能收留，十八月之後，即可貯存矣。

打坐行功圖式

神思飛出作氣的技擊

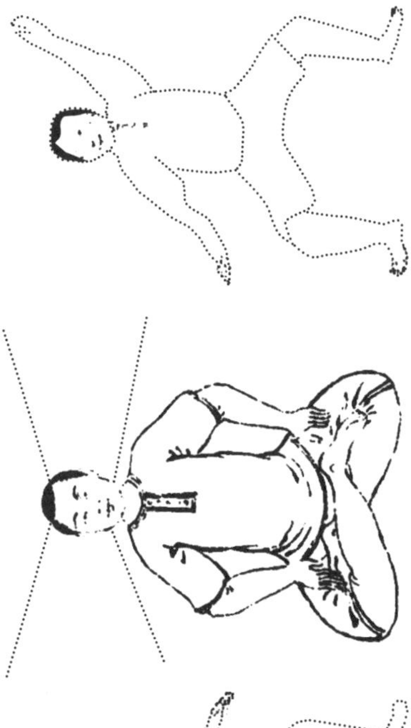

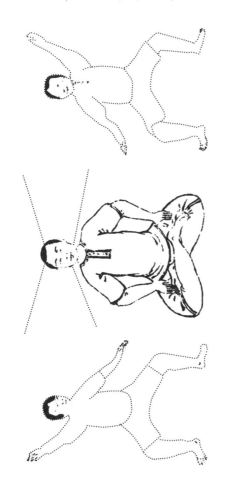

九個月知輕重深淺，十二個月實習採取吐納，十五個月感覺內外沉浮，十八個月，天然配陰陽，合三才，分虛實，自明其離道之遠近矣。

解曰：人在調息，而精神與思想已經飛出，作氣的技擊。比較實地走拳，事半而倍也。

眉心有竅，先天之成體，即本乎此，道諱言之。頂有穴，曰泥丸宮，後天之魂靈，由此出入，死生主之。氣在丹田，修練調息既成，於是氣滿竅開，魂亦隨之出定入定，其一線相牽，一脈相連，若有若無之間，氣滿道成之後，其妙即知。但此種超化神境，此種牽連符合，又非經與絡連而皮骨包在心臟外所能譬喻也。

吾師清虛上人，嘗為愚調提行功，對坐調息。一曰愚勿感覺一種不可思議，與平素處境絕異，心竊喜之，以為道有進境。一念之差，動其喜慾，不禁睜目而視；視其境，非原來之境，心有所思，目有所睹，蓋我已非原來之我，師亦非本來之師。嗚呼悟矣！吾師其出定耶。因再合目屏息，不敢少動。

比明日，師曰：「昨日調息如何？」我因求道心堅，欲導子入勝，子心勿動，緣只此耳，終不可強。奈何奈何！因相與嘆息而罷。愚之行功，僅達第十二層，終不可進，前文已及之。

十八月後，行動調息即須閉目而坐。因往往有絕恐怖之境、不可思議之境，現在眼簾，或竟因其走魔，或竟因之傷身。此非妄念動心可比，乃是自然之境，故須閉目，則四大皆空矣。

行動至三十六個月後，於技擊可以做有形之練習。此至調息，則以無形之氣溫習之。是時之氣已盈，譬之澗水，平岸浮堤，暫為決道，則奔放之他，無藏弗到。以之練習技擊，靡有不達，更較有形者，進步暢而精。類如先時，有形練習曾施「托手法」，此時調息行氣，亦以氣施托手法，特手不動，但氣為之耳。比技擊成功，心欲施手，手尚未出，氣已先到。

氣分三十六層，功分三十六進，曰一小時，至三十六日止；月有大進，至三十六月而成。

肺為氣之府，氣乃力之君。肺強者力必大，肺弱者力必小。故言力者，不能離乎氣；言呼吸者，不可無調息行功。此古今一定，萬劫不磨之論也。唯初習時，最忌太猛，須緩緩而調之，然後由九淺而一深，旨斯喻矣。

第九章　三十六層之闡微

全體之氣，計分六關，即上、下、前、後、左、右六關。每關又分六層，計三十六層，茲列表於下。

上關第一

天宮——玉竅——華蓋、華蓋——水溝——灌風、灌風——元關（口）

上關第二

天宮——璇璣——正堂——中庭、中庭——巨闕——氣海（又名玉環）

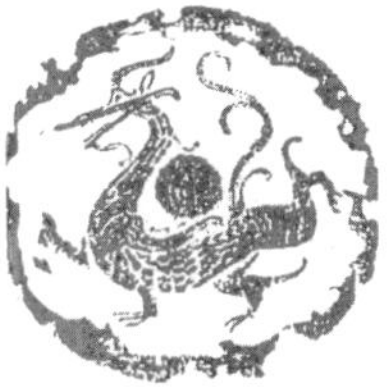

上關第三

陰交—玉關—神龍—曲骨—靈台—雙趾（×2）

後關第四

後頂—大羽—提衝—身柱—腰府—穀道

左關第五

上星—長亭—金尖—肋縮—懸樞—踝骨

右關第六

交衝—右膀—銀頂—絡道—曲池—分踝

功行三月後，氣不上浮，再平坐三個月，先煉上關，六日一變，三十六日止；後煉前關，六日一變，三十六日止；再依次下關、後關、左

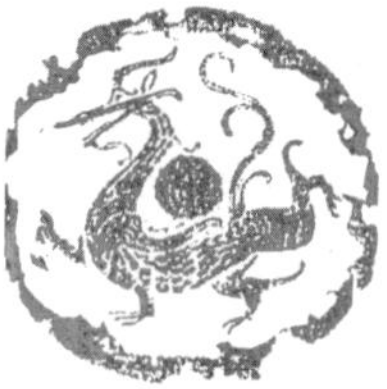

關、右關，循序以行之，共計二百十六日。最初之感覺，能呼吸相通，運調靈活，是已有進步。

三十六層中，以元關為收氣之門，以水溝為吐穢之戶，而氣海則存氣之基，玉竅乃悟道之歸途，天宮是出定入定之超升仙境，元關也、水溝也、氣海也、玉竅及天宮也，此五者尤有相連呼應之妙，所謂百脈透明，萬竅齊開，均在乎此。

張紫陽《玉清金華秘文・論神仙結丹處》曰：「心下腎上，脾左肝右，生門在前，密戶居後，其運如環，其白如綿，方圓徑寸，密裹一身之精粹。此即玉環，亦名氣海。」

醫者論諸種骨蒸，有玉房蒸，其處正與臍相對，為人之命脈根蒂，亦即氣海是也。

夫二氣之運行，出入於口鼻，一時凡一千一百四十五息，一晝夜，計一萬三千七百四十五息，多一不能，少一不可，倘有增加，久之非病即亡。至於行功之運入，可以減其多，補其少，調息收之，存於至深淵默之中，行之無間，綿綿如存，寂然不動，體與道同，自無疾病死亡矣。

行功最初時，有五要三害，更須識之於始，慎之於終，而後可無傷身意外之患，及利害相隨之虞矣。

五要者：

（一）要漸進，不可猛進。漸進乃依乎法理，循次序而行，自無流弊。猛進則筋脈張弛，臟腑震裂，其害非等閒。且初學之人，脈絡筋骨氣血等，俱板滯而不靈活。

（二）要恒以守之，專以持之，勤以力行之。萬事貴有恒，況於求道。學者每於中道而輟，反譏行功之無效果，而不自知其無恒不專，習

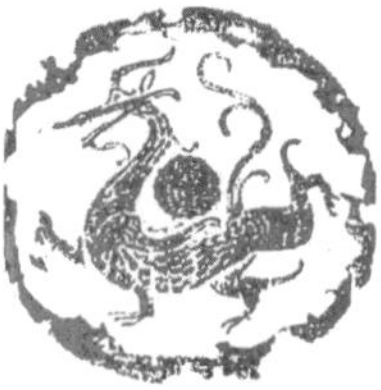

懈不勤，大可嘆息也。

（三）要節戒色慾與飲酒。人身血氣，未經鍛鍊，完全虛浮。既加鍛鍊，可以活動。於活動時，不知節制戒守，則所有精神盡隨活動而奔馳，若河決堤崩，不可遏止，其害反較常素為烈。

（四）要靜氣涵養。功苟有成，益事謙和。恃術凌人，好勇鬥狠，豈君子之所為。倘存此念，則功必不可期。

（五）要謹遵宗法，尊師重道，傳之他人，亦須世守成規，勿忘根本。

三害者：

即酒、色、財是也，未習養氣之常人，亦莫不視為畏途。之三者，害人之深，故曰三毒。酒能亂性；色足戕生；溺於金錢，則種種問題因之而發。

功進一層，道高一尺。對於五要三害，未可刻忘，奉為座右之銘，終身力行之可耳。

初吸時，由水溝而入，以元關輔之，經過灌風、華蓋，逗留於玉竅、天宮之間。每吸六十息。此第一層行功例也。

三十六日後，仍照前法，由天宮下侵於天突、璇璣、正堂三部，在中庭稍作片刻休息，再挫沉巨闕，投入氣海而收之。此第二層行功法也。唯此期中倘無大感覺，再加三十六日。總之以三十六日為一變時期，無進益，加遞而力行，達於有進後，再進習次層。

此三十六日中，則由氣海中提出存氣，試放於陰交、玉關、神籠等處，達於雙趾而止。此第三層行功之說明也。

第四期則將氣提出，上行至後頂，再層層使下。此時如在相火，可由穀道內出之。此後關第四層習練法也。

第一百四十四日後起，由第一日至七十二日止，此為練習左關第五層、右關第六層之時期。法亦是將氣調出，上升，再由上而降於下。唯五六層係並駕齊驅，正心危坐，左右平分，不可偏倚，始能見效。

每次調息數須六千口，並有訣曰：

身面端正頂須直，兩腿盤膝腳心出。肩前若覆手朝天，腰下收襠穀道撮。六關周轉三十六層通，每次呼吸須六十。舌抵上腭口目閉，吸津如轆靜調息。

迨二百十六日，將氣隨意調度，由第一層直放第三十六層，由第三十六層再轉上於第一層，或由上關走下關，前關通後關，左關分右關，上下前後左右，一至三十六，悉聽周轉，顛之倒之，間之越之，試其氣可能層層相通，稍無阻礙否。

類如行氣於第三層，忽欲令其趨於第三十五層，不但趨第三十五層，並欲試其能否平分於第二十九層。蓋三十五係右腰，二十九係左腰，倘曰能，是已流暢矣，進之可耳。若曰不能，再更翻周轉，考其不能之原因，將第三層、二十九層及三十五層，重行調提之，如溫熟書，務達能而後可之目的始已。

如愚者練習氣功，僅可達第十二層即止，而經過逗留其他，毫無知覺，間亦可離乎十二層之間，但欲其下降至於十三，則一步之差，終不可得。近年但有溫故，不能知新，二十年如一日，雖身列戎行，生活於槍林彈雨中，而行功未嘗一日輟也。

吾師臨別贈曰：「慎之守之，勤習無懈，一旦竅門開，則路路通；較之按層而進者，其事半而功則倍也。」愚明知師為勉勵之辭，但將終身奉為圭臬矣。如愚之行動，所謂能行不能達，知乎道而終勿厥成；氣行於丹田，可以收而不可以存，斯殆數而已矣。

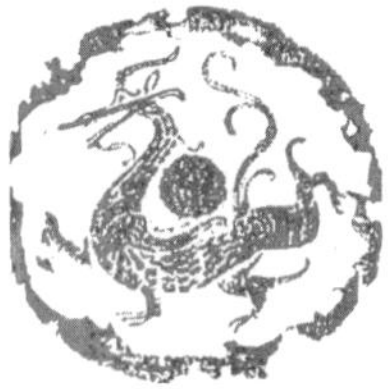

前文已將六關分表而列，茲再將層次及替代名詞分列如下。
第一層：天宮，即頭頂心。此宮非凡宮，又名泥丸宮，乃出入定之要道。
第二層：玉竅，即眉心。竅關先天之成形立體，主後天之死生來去。所謂來路來去路去也。
第三層：華蓋，即眼睛。先須凝注，後要娑娑。
第四層：水溝，即鼻孔，為吸氣之機。
第五層：灌風，即兩耳。氣行於此，須二面平分。
第六層：元關，即口，為呼氣之器。
第七層：天突，即咽喉，為咽氣之關。
第八層：璇璣，即頸項，為咽氣之鍵。
第九層：正堂，即胸脯。

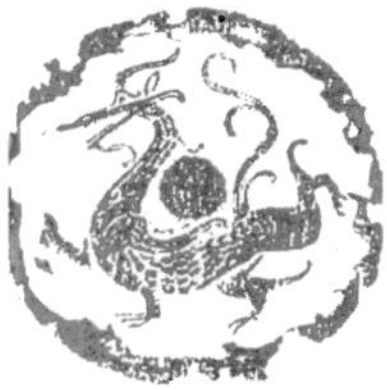

第十層：中庭，即兩乳。

第十一層：巨闕，即肚臍。此層為收氣之內戶，頗關重要。

第十二層：氣海，即丹田，又名玉環，為貯氣之具，道即基此。

第十三層：陰交，即陰骨。此層在表面看之似不重要，但此下降一步，失但毫厘，差則千里，一髮千鈞，所關太大。

第十四層：玉關，即陰莖（在女子謂陰戶）。

第十五層：神籠，即腎囊（在女子謂子宮）。

第十六層：曲骨，即膝蓋。

第十七層：靈台，即腳。

第十八層：雙趾，即腳趾。

第十九層：後頂，即後頂。

第二十層：大羽，即後胸。

第二十一層：提衝，即後項。

第二十二層：身柱，即後背。

第二十三層：腰府，即後腰。

第二十四層：轂道，即屁眼。此係後關之一要點。

第二十五層：上星，即左肩。

第二十六層：長亭，即左膀。

第二十七層：金尖，即左手。

第二十八層：肋縮，即左肋。

第二十九層：懸樞，即左腿。

第三十層：踝骨，即左踝。

第三十一層：交衡，即右肩。

第三十二層：右膀，即右膀。

第三十三層：銀頂，即右手。

第三十四層：絡道，即右肋。

第三十五層：曲池，即右腿。

第三十六層：分踝，即右踝。

吾師清虛上人，行功已達第三十六層，但自謙曰：「余僅能行氣三十四五之間，仍有一級，達尚不敢必，至於道，相去實遠。」然而愚知師謙也。蓋師距大道之巔，不過相間一步耳。氣功於師，已達圓滿，稍無疑義。非然者，師之技能，良有驚天動地者也，而師之悟徹禪機，證果定緣，此又為明證也。

太陽之精，太陰之華，二氣交融，化生萬物，人能採納，久久必仙。蓋陰陽精華，取之有恒，則智益神清，凝滯全消，精靈日長，萬病不生。其法日取於朔，以初交之候，其氣方新，故取其日精；月取於

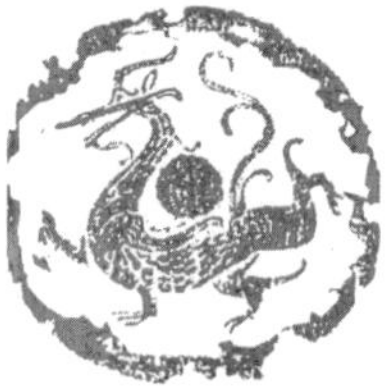

望，以金水盈滿，其氣正旺，故取其月華。若朔望陰雨，或另有所阻隔，則取其初二、初三、十六、十七等日，仍可凝神補取，其餘均虛，不足取也。

取日精時，宜在寅卯，調息勻均，伸頸對光，滿吸一口，閉息凝靜，徐徐咽下，以意送之，直下沉於氣海，是為一咽。如此六咽，是為滿取。望取月華，亦准其法，但時在戌亥，此乃天地自然之利，足為三十六層行功法外之輔佐，取之不盡，用之不竭。然有信仰心者，始足語此；若以為迷信方術，斯大誤矣。

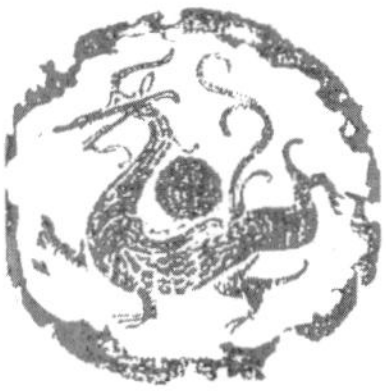

第十章　槍炮兵刃不能破氣

或曰藝術練習到家，拳棒稱為神勇，不過用於血肉相搏、短刃相接時，可操左券。今日世界進化，戰鬥利器層出不窮，但令一弱而無能者，持三寸手槍，一粒子彈，砰然而發，拳術家固已應手而倒，練氣者未必尚能岸然而立也。愚曰：必非也。事有必至，理有固然。今子所言者，乃對一般普通拳術氣功而言，並非可對於登極峰、造絕境者而發。

果氣功行到第三十六層，莫言槍炮不能破，水火不能侵，雖歷萬劫，亦不得而磨滅之也。非愚好為妄誕之說，請證以古來之金鐘罩、鐵布衫法，其功為何如耶？其法並未失傳，特學之者，畏難而止；或有肯下苦功夫，而無法緣，亦不能成，故千百中不得一焉。

尤有進者，他如深山大俠，草澤英雄，氣貫長虹，萬里飛劍，取人首級，如探囊取物；與物無爭，隱於絕壑，侶虎豹友龍蛇，餐日月衣雲霞，人欲見之，或且不得，又遑言及以槍炮犯之哉？此殆劍仙耳。

雖然，若以愚為小說家言，則清虛禪師固此中流亞。愚追隨杖履，訓誨親承，三載而還，未嘗見其進一餐、飲一漿，然則師亦為說部中人，而故意證實愚之幻想胸襟耶。

民國十二年，寄寓滬北哈同路民厚里，時有一湘籍老人，複姓歐陽，單名微，比鄰而居，年已九十有三。見其精神，望其眸子，而知為非常人也。再四過從，具誠求益，終笑而不納，曰：「木且垂朽，能何云哉？」一日黃昏，散步於長濱路，老翁亦策杖立電桿下，仰望天空，凝神而喟。人固不知翁何所事事，愚已窺知其方正調息吐納也。愚心大驚，蓋知翁為吾道中之得道極高者。其氣功只遜清虛吾師兩三層耳。

正在聚神想思，忽有一少婦，革履長袍，姍姍而來，意由路南而渡過路北，行色稍匆，地上有果皮，誤踏而傾，花蝴蝶撲倒矣。適有一開足馬力汽車，風馳電掣而來，初不料少婦滑跌，機固不能停，即止其飛，餘力亦足以致婦生命。於此一髮千鈞之際，路人莫不代危，婦亦自無生望。老翁陡揮手一呼，隨其所指，若有金光一道，抵住車頭。車至少婦前，非但不能前進，若舟之觸礁，震然而止。在少婦待死之餘，遇此生機，自然有如隔世。在車夫本不肯兒戲人命，平常之誤，或以司技之不良，或出兩猝無備，今日正於欲停不可之時，車機忽壞於一霎那之間，殆非天耶？少婦既立起，驚魂愧悵而行。車夫下車，視其機固安無恙，自亦不解何故。此等事在彼觀念中，初無問題之可以研究，乃徜徉開車而去，路人亦紛紛四走。

愚固知翁方在竊笑。蠢蠢眾生，尚未知救婦於霎那間者，其天乎？

抑人也哉？唯知愚已窺見其施救時之狀態，乃不待愚發言，即曰：「君，清和尚之大門人，前相過從，久已逆料。不過君非吾道中人，尊師且不能導君成功，下問於我，徒費周章，君當怒我相欺。」

即此一端，已可見氣功之奧妙。開足馬力之汽車，於一指點間，即勒令停止，其他不難想見，槍子之量，未必較六汽缸五百匹馬力之汽車為偉大也。此為事實，更未年湮日久，尚有誤傳，或附會其說，距今只五六年耳。同時得見此事者，並有吳興朱天目、桂林陳挺之兩友。

其他如目透重壁，鼻臭天香，耳聞蟻鬥，口吐碧火，舌綈青蓮，聲震蒼冥，手破崖壁，足踏波面，氣接雲霞，凡此種種，均非虛談幻說，用以炫奇競異。苟能悟徹玄機，參透至理，未有不能造此極峰。是槍炮微物，又何得損害其纖毫微末哉！彼絕對非愚言者，則愚雖未敢以俗子凡夫相視待，亦唯有以彼本無緣，實不足語此耳。

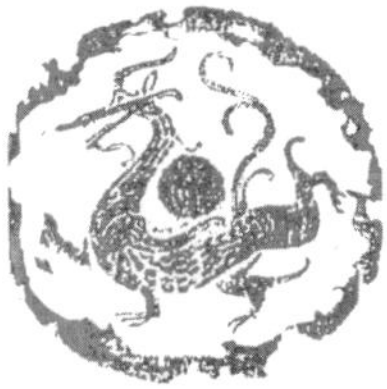

第十一章　氣功歌訣秘抄

《內運火候篇第一》：

打坐行功練氣訣，分明仔細與君說。祖師留下壯身法，子前午後君休錯。定氣凝神鎖心猿，兩手插抱趺足坐。識得先天太極初，此處便是身生路。瞑目調息兩緣空，念念均歸無淨土。氣透通天徹地寒，一吸一閉無出入。海氣滾滾浪千層，撞入北方坎水渡。河車逆運上崑崙，白雲朝頂生甘露。背後三關立刻開，金光射透生死戶。氣走須彌頂上流，通天接引歸神谷。水火降生此時求，白虎鎖入青龍窖。龍虎一會神氣生，再運六六三十六。三十六，少人知，竅妙分明在坎離。顛倒配合妙通玄，來似金剛去似線。達摩留下修身藥，上至泥丸下湧泉。氣至臍，白

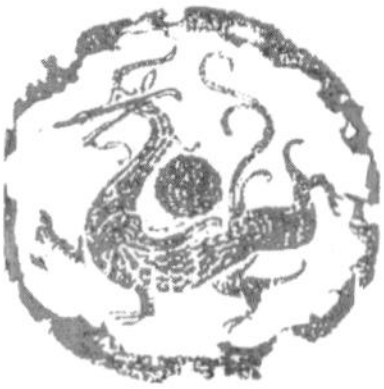

鶴飛，倒像蘆芽穿膝時。行走坐臥君須記，精滿神全氣自回。神氣足，光不滅，又與洗易各分別。有人識得此消息，硬如金石堅如鐵。行行步步謹提防，此是練氣真口訣。君須記牢火候到，渾身鍛鍊如生鐵。

《無始鐘氣篇第二》：

宇宙有至理，難以耳目契。凡可參悟者，即屬於元氣。氣無理不運，理無氣不著。交併為一致，分之莫可離。流行無間滯，萬物依為命。串金與透石，水火可與併。併行不相害，是曰理與氣。生處伏殺機，殺中有生意。理以氣為用，氣以理為體。即體以顯用，就用以求體。非體亦非用，體用不兩立。非理亦非氣，一言透天機。百尺竿頭步，源始更無始。悟得其中意，方可言。

《四大假合篇第三》：

元氣久氤氳，化作水火土。水登崑崙顛，四達注坑谷。靜坐生煖

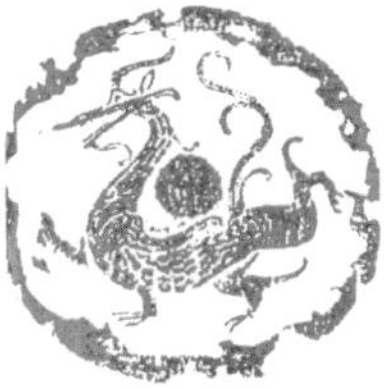

氣，水中有火具。濕熱乃真騰，為雨又為露。生人又生物，利益世人間。水久澄為土，久乃氣之煥。人身小天地，萬物莫能比。具此幻化質，總是氣之餘。本來非我有，解散還太虛。生亦未成生，恐亦未曾死。形骸何可留，垂老後天地。假借以合真，超脫離凡數。參透此中機，長生自可期。無假不顯真，真假渾無隙。應作如是觀，真與假不二。四大假合形，誰能分別此。

《凡聖同歸篇第四》：

凡夫多吃飯，美衣飾其體。徒務他人戲，美食日復日。人人皆如此，碌碌天地間。不暇計生死，總被名利牽。一朝神氣散，油盡而燈滅。身屍埋壙野，驚魂一夢攝。萬苦與千辛，幻境無休歇。聖人獨認真，布衣而蔬食。不貪以待己，豈為身口累。參透天與地，與我本一體。體雖有巨細，靈活原無異。天地有日月，人生兩目見。日月有晦

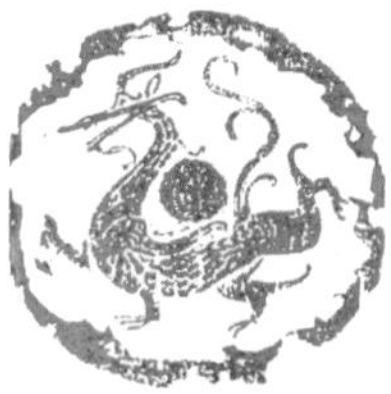

朔，星與燈相繼。縱或星燈滅，見性終不沒。縱成瞽目人，伸手摸著鼻。通身俱是眼，觸著則物倚。此是心之靈，包羅天與地。能見不以目，能聽不以耳。心若能清淨，不為嗜欲逼。自知原來處，歸向原來去。凡夫與聖人，眼橫鼻長直。同來不同歸，因彼多外馳。能若收放心，當提生與死。趁此強健身，精進用以力。功成還本原，凡聖許同歸。

《物我一致篇第五》：

萬物非萬物，與我同一氣。幻出諸形象，輔佐生成意。有人須有物，用作衣與食。藥餌及器皿，缺一即不備。飛潛與動植，萬類為人使。造化恩何洪，妄殺成暴戾。蜉蝣與蚊蠅，朝生而暮死。龜鶴麋與鹿，食少而服氣。乃得享長年，人而不如物。只貪衣與食，妄卻生與死。苟能卻嗜欲，我物而一致。

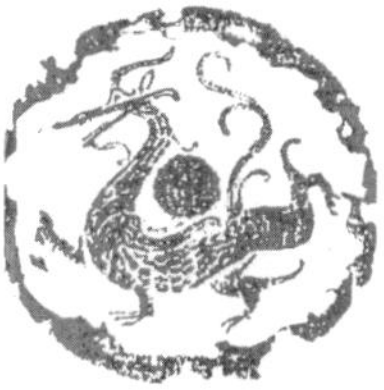

《六六還原篇第六》：

六六功已畢，便成金剛體。外感不能侵，飲食不為積。還懼七情傷，元神不自持。雖具金剛相，猶是血肉軀。須採日月精，食少多進氣。搓磨乾沐浴，按眼復按鼻。摸而又旋耳，不必以數拘。兩眼常觀鼻，合口任鼻息。每去鼻中毛，切戒唾遠地。每日五更起，吐濁納清氣。開眼去小便，切勿貪酣睡。厚褥趺跏坐，寬解腰中繫。右膝抱左膝，調息舌抵腭。脇復連尾閭，推腎手推搦。分合按且舉，握固按雙膝。鼻中出入綿，綿綿入海底。有津續咽之，以意送入腹。叩牙鳴天鼓，兩手俱擦臍。伸足扳其趾，出入六六息。兩手按摩竟，良久方拳立。右腳亦穴然，按摩功已畢。徐徐方站起，行穩步方移。忙中恐有錯，緩步方定例。三年並九載，息心並滌慮。浹骨更洽髓，脫殼飛升去。漸幾渾化天，末後究竟地。即說偈曰：口中言少，心頭事少，腹裡

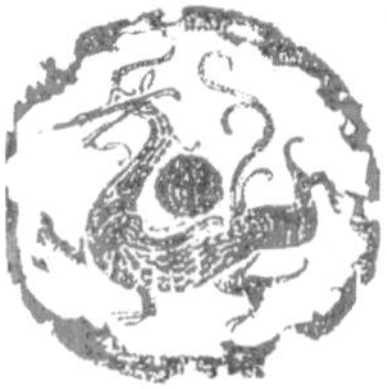

食少，自然睡少。有此四少，長生可了。

編者既錄氣功篇歌訣凡七，因思釋經內典，語盡深邃，人多不解。博學鴻儒，詮譯解釋，至今人各人殊，於譯妙諦之真義雖同，而於文章詞名則無一相同。雖然，梵語稱祖師之諱曰達摩，華文則譯為法空，此則不即不離，千篇尚一律也。

本歌訣已極氣功之能事，酣暢淋漓，毫無所諱。其法與易筋、洗髓兩篇大同小異，至其道，則又高出洗、易萬萬也。是均在有緣學者，熟讀爛於胸中，揣摩之矣。

易筋洗髓訣，蔣竹莊家藏劇本中有，但不及涵芬樓手抄秘笈錄中之詳而雅。至本訣則為秘抄，從未見刊行過。

第十二章 結論

愚既編《鍊氣行功秘訣》，成此十二章，或有見之者，問於愚曰：「以技擊之微術，而子高談禪理，未免故神其說，似近誇誕，涉奇炫乎？」

曰：否否。世間九流百派，天生萬物，與人莫不各有其登峰造極之法緣。人為萬者之靈，氣是人生之主，果真堅苦卓絕，猛勇精求，自然克收超神入化之功，而達左右逢源之境，不過視其人法緣有無耳。特惜世人志意薄弱者，平素即以小道忽之，其於技擊之道，一知半解，但能伸腿舉手，擺擺架勢，則已自覺為鐵中錚錚，庸中佼佼，今之會家，捨我取誰。不知泰山之高，滄海之深，山之上，海之下，仍有無窮無盡之境。識者固見而齒冷，即子聞之，當亦要作嘔三日。

覺遠禪師曰：「技擊雖小，道不可以小就。佛門十三宗，而以見性成佛為歸。技擊之師雖多，而以氣功上乘為極。此所謂江河萬流，朝宗於海者也。吾釋不二法門，技術為學次第。」而一言以蔽之。專而已矣，恒而已矣，能專與恒，則天下無不可為之事矣。

夫質美矣，仍須有名師益友，先發其蒙，繼授其訣，則驪珠在手，專心恒力而共求之，一年二年三年三十年，以至畢生，時日如斯，歲月亦如斯。

語曰：鍥而不捨，金石可鏤。精神一到，何事不成？且人有參贊化育，並天地為三才之妙，迨夫心與神會，體化渾元，不唯鬼神潛通於呼吸，而乾坤亦隱開其筦鑰矣。偉矣哉！大矣哉！

雖然，學者專恒於道，行其氣功，然當知夫功不可恃，氣不可驕。

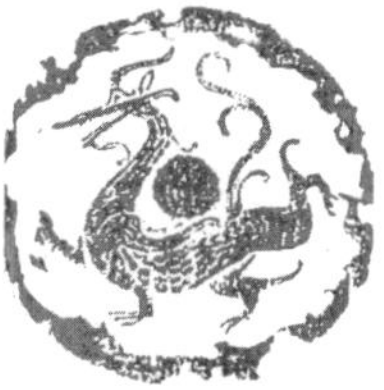

古今來多少英雄豪傑，其失敗之點，均在於所恃則驕；夫恃其力而敗於力；驕其財而死於財。

古語曰：「人有奇異能，便當善自韜藏，必不為血氣之勇。」又曰：「良工深藏，謙遜若虛，君子盛德，容貌若愚。」古聖賢之訓昭垂，當知所戒。

夫得至道者，其氣已清已淨，達於微渺，而抵於無境，自無凌人之氣，必不用其所勇。今所言者，但對血氣方剛，於行功尚無門徑之學者，下一警告，作為是編之結束。

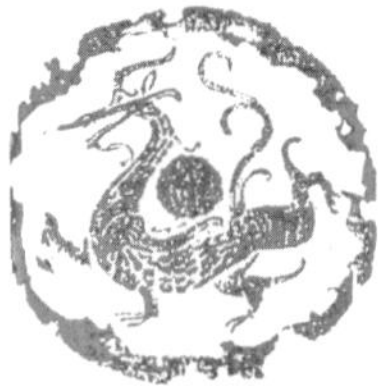

段序

修眞之道，乃天下第一件大事，亦天下第一件難事。以其至大至難，所以古今人皆謂之為天下稀有之事。是事也，即使深明造化，洞曉陰陽，存經久不易之心，歷萬劫不磨之志，調攝運會，循序漸進，專以求之，恒以行之，尚恐百中不能成一。而後世學人，不究此事為何事，未曾學道即欲成道，未曾學人即欲成仙，無怪乎學道者有如牛毛，成道者自然麟角矣。

余幼即慕道，長未忘返，晚年退政後奉行尤力，唯於眞道未悟，玄境無從趨探，但束心身而已。邗上張慶霖君為孫輩教習，撰有氣功秘訣外篇，請政於余。翻閱一過，略聞香風，並知自己從前之錯，亦知天下

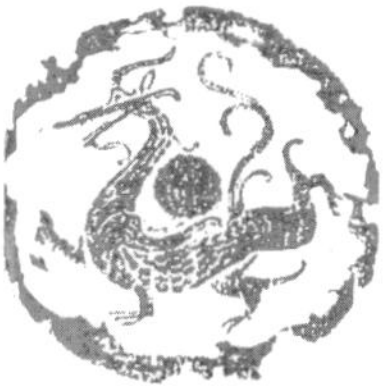

學道人大半皆錯。張君宏著，前編完全列論煉氣行功，為技擊學探本窮源。此編則又進一層，旨在修道求眞。其八法九要，亦明瞭，亦精確，由淺及深，自卑登高，梯級無亂，堪稱佳構。雖然張君非道人也，乃快人也。是篇之旨，初非願望盡人求道，良以紀元以還，迄無寧歲，民生何辜，罹此禍亂。

一般盜國殃民利祿薰心者，讀斯篇如服一帖清涼散，可以休矣！至天下學道之人，讀斯篇，縱不能行此天下稀有之事，亦可以知有此天下稀有之事也。張君與天下人，其亦諱余說而表同情也耶。

民國十六年冬　段芝泉氏用述其意，爲序如此

自序

或曰：「子既著有煉氣之訣，茲益以外篇，唯恐習道者不多，尤恐多而不悟，故不厭其詳，再三申述。雖然，人盡習術，經年累月，唯道成是務，不將弄得四大皆空，毫無立志，心歸仙道，國將不國矣？

余曰：「唯唯否否。子之言，似是而實非也。吾國不幸，內亂頻仍，兵刀水旱，疾疫盜匪，無地無之，無年無之，此皆由衆生孽障太重，地獄在前，猶不知悟。今欲救國，必先救道，革命尤要革心。吾書寓修煉於強身，藉求眞於強國。苟本吾書而行之，無一非強種強國之道，無一非求建設謀進步之精神。所謂道也仙也，此為最後之問題。人無此因緣，即不必著想於最後問題，但求近而淺者奉行之，若貪者不廉，懦者不立，吾不信也。倘以空言泛論忽視吾說，則是有負余之苦心矣。」

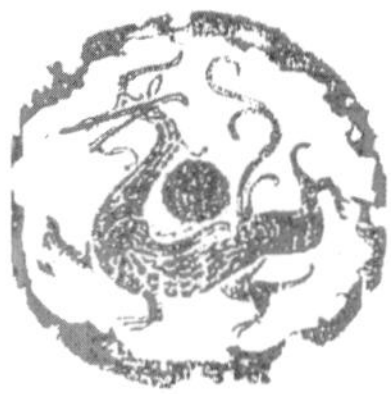

鍊氣行功秘訣　外篇總目

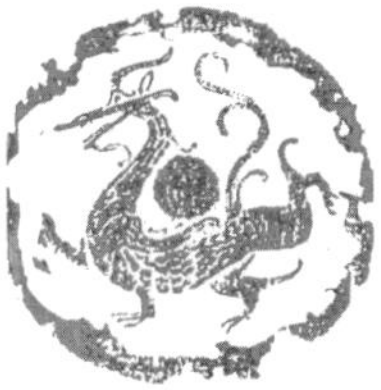

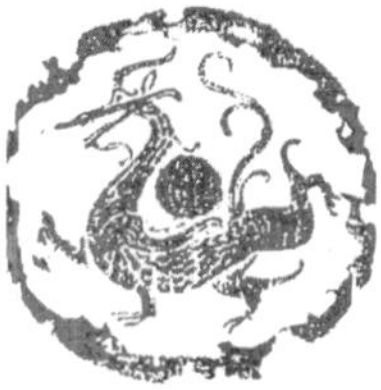

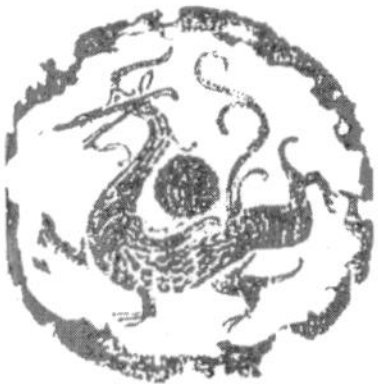

鍊氣行功秘訣外篇

釋清虛禪師口授
門人張慶霖撰述

上篇　神室八法

概論

道本無為，但法有作，則是道為體法為用，體用俱備，性命雙修，循序漸進，未有不能入於聖賢堂奧者也。八法云者，即剛、柔、誠、信、和、靜、虛、靈是也。愚自遇清虛吾師之後，授愚煉氣行功訣，始知性命必用法以修之，陰陽必用法以調之，造化必用法以奪之，四象必用法以合之，五行必用法以攢之。有為無為，各有法則，毫髮之差，千

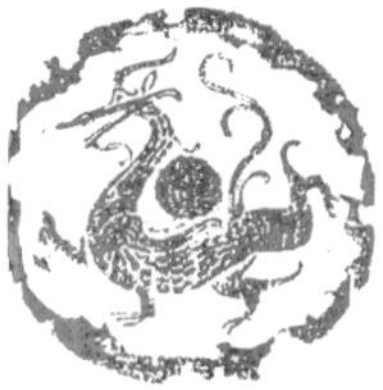

里之失。惜乎世人行功者，未明真理，不識正邪，入於旁門，妄行其是，每多碌碌一生，到老無成，甚至違反宗旨，乖乎法律，或被指摘，或經取締，視為迷信不經，訾作懦弱無志，授人以隙，誰之過歟？

秘訣諸章，闡微發隱，似有未足，再舉生平所得，成茲外篇，以告海內知音，亟願有心人不棄。雖其言平淡，而理尚精微，至於物體之大小，尺寸之短長，攢簇規矩，無不俱備，持以煉氣行功，即是以修神室。神室完全，大道成就，永無滲漏，小則免災脫禍，大則造詣無窮，入於安然自在之境，豈但修身齊家，強種強國而已哉。

福至心靈，法緣默契之人，若能於個中尋出孔竅，直下急追，立定主義，收拾利器，勇猛精進，採取真材實料，依法修造，完成神室，安身立命，作立地行仙，為宇宙間一個至聖大道之人。此愚之宏願恐終不可期，悲夫！

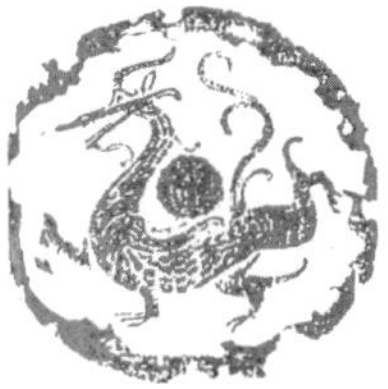

剛

剛之一法，乃神室之樑柱。樑柱之為物，剛強不屈，無偏無倚，端正平直，不動不搖，所任實重，其責尤大，神室斜正好歹，皆在於此，故樑柱穩當堅固，神室永遠常存。

孔子曰：「吾未見剛者。」或對曰申棖，子曰：「棖也慾，焉得剛？」一是則慾為礙道之物，剛為行道之基。夫剛者，強也，健也，果斷也，壯盛也，銳氣也，利器也。善用其剛者，富貴不能淫，貧賤不能移，威武不能屈。

孟子之能善養浩然之氣，四十不動心者，能剛也。仲子人告之以有過則喜，後遇衛難，死必正冠者，亦能剛也。他如關壯繆、岳武穆、雷萬春、方孝儒等，忠心不改，臨難不屈，無非剛氣致之，雖死如生。特

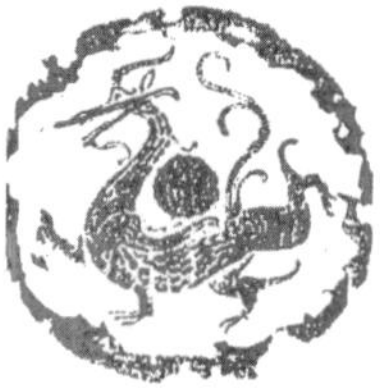

可死者，幻身耳，而其正氣，彪炳千秋，初未死去。

修道者，若能以性命為一大事，打破生死關頭，脫然離俗，萬有皆空，不在人間地獄中，營營擾擾，千魔百障，聽其自然，富貴功名，任其留去，立大丈夫之品行，抱鐵羅漢之志念，具此一點，有始有終，愈久愈力，則攸往攸利矣。

昔抱朴子聞道二十年，家無積蓄，初不因貧窮有所障礙而灰其念；純陽遇正陽之後，經歷十試，毫無變更；邱祖慾心不退，淨身三次，睡魔亦滅，自勵六年；三豐為道忘軀，衣破鞋穿，愈老愈力，七十逢師。以上諸公，均從艱難苦處來，一旦苦盡甜來，因緣得遇，大道即成。

蓋剛氣不立，四大無方，全身放下，逡畏不前，銳氣散盡，六賊搬弄，三屍張狂，主意不定，狐疑不決，又怕餓著，又怕凍著，又怕修道不成，誤了現在；又怕魔障來侵，苦楚難受；又怕法緣未結，行道阻

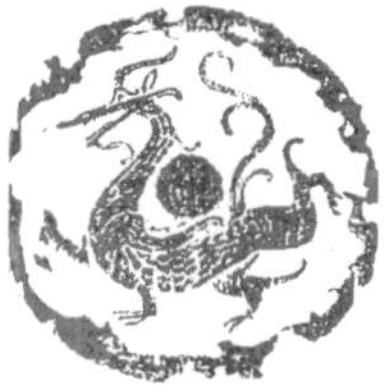

滯。噫嘻！人而無恒，不可以作巫醫，而況性命大事乎？

故修道者，欲修神室，先立剛氣；欲立剛氣，先去其慾；慾去剛立，神室樑柱亦穩妥，根本堅固，大道有望。

何謂剛，斬斷恩愛，芟除塵根。是剛不怕生死，不怕魔難；是剛整頓精神，勇猛前進；是剛廢寢忘餐，是非立斷；是剛一心無二，經久不易；是剛和而不同，群而不黨；是剛諸惡莫做，眾善奉行；是剛人貪愛的不貪愛，人難受的能受；是剛內外如一，工夫不歇；是剛如此立剛，一往直前，不到極樂不肯休止，行之苟有恒心，專無二念，何患性不了，命不立耶。

柔

柔之一法，乃神室之木料。木料之為物，其性屬金，可曲可直，可

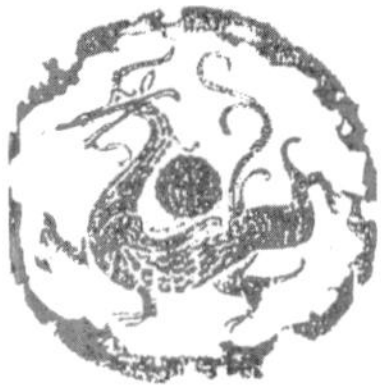

方可圓；隨材而用，大以大用，小以小用，無處不宜；鋸也受的，斫也受的，刻也受的，打也受的。欲修神室，先採木料；木料周全，從而修之，應手得成。《玉樞經》曰：「夫道者，以誠而入，以柔而用。」《參同契》曰：「弱者，道之驗。柔者，道之強。」則是柔弱為進道之首務也，明矣。

人自有生以後，秉血氣之性，染積習之偏；爭勝好強，以苦為樂；日在名利之場，夜入酒色之鄉；貪瞋癡愛，般般俱全；喜怒哀樂，樣樣皆有；以假為真，以虛作實；不知回頭，罟網陷阱，無處不入；豈知石崇豪富，草上之霜；韓信功勳，水中之月，反不如范蠡歸湖，勇於自退；留侯遁跡，早已知幾，此柔道所以貴也。

柔之為義，順也，弱也，克己也，自屈也，自退也，自卑也，無我也，有人也，無妄也，淳樸也，老實也。善用其柔者，有若無，實若虛；犯而不校，修天爵，輕人爵；求法財，遠世財，不與世爭。如鮑倩、抱朴子、許旌陽、淮南子、徐從事、正陽翁、重陽子以上諸真，皆顯宦中人，聲望煊赫，一朝有悟，即便脫然遠去，自顧性命，受盡無數艱難，經過百般苦楚，終得成道，是皆能用其柔者也。

如毘陵師受杏林之傳，棄僧復俗，和光於通邑大都，隱於張環如家，潛修暗煉，不露圭角，能用柔也；郝太古因馬劉斥責之後，居趙州橋，人欺不知，水漲不曉，數年成道，亦能用柔也。柔之一字，所關非小，所用良大。修道者，若能知其世事皆假，此身亦虛，不於大火坑中著意，乃於無色界裡留心；屈己求人，誠叩真訣；認定先天原本，化去血性濁氣；真功日增，魔道日減；減之又減，以至於無，性命可了。

蓋柔為順道，順時順理，漸次用功，即能上達，所謂後其身，而身先者也。若不能柔順，磕著撞著，無明火發，不能自遏，三寶受傷，全

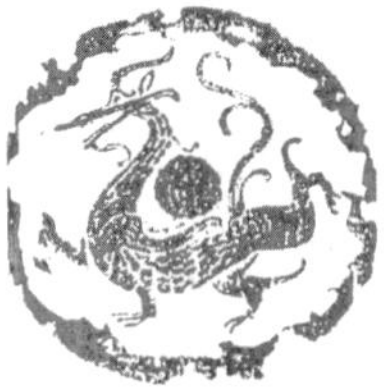

身失陷，猶之神室木料，為大火焚化，一無所有，終歸空亡，豈能完成大道哉！老子云：「摶氣致柔，能如嬰兒乎？」果能柔如嬰兒，則萬緣皆空；知雄守雌，知白守黑；木料周全，動土造作，神室有望矣。

何謂柔？有打我者順受，有罵我者笑迎；疾病不管，是非不入；禮下於人，傲氣俱除；習氣漸化，時時省察已過；素位而行，處處檢束自身；戒慎乎其所不睹，恐懼乎其所不聞；一切人情世事，付於不知；諸般邪思妄想，掃去無跡。如是用柔，低頭做事，不矜奇，不求異，不妄誕，不自恃，抱元守一，行動如處子，舉動若死人，忘物忘形，意冷心灰，曰日奉行之，不知不覺中，自有進益處。

誠

誠之一法，乃神室之基址。基址之為物，堅實敦厚，無物不載，神

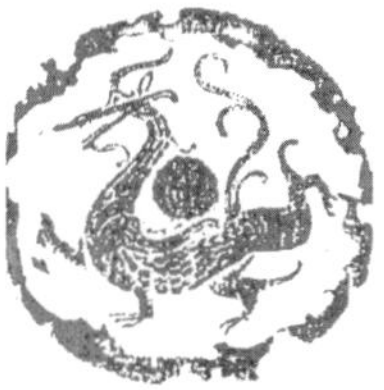

室成敗，皆在於此，且為造神室之第一要著。故基址築就，平正穩當，永無坎陷崩塌之虞。人性相近，而習相遠；天真喪盡，私慾紛來；內之所有者，火坑刀山；即有一二自惜性命者，亦不在根本上打點，只於枝葉上搜求，隔靴搔癢，望梅止渴，空費功力，臨死方悔。

蓋道也者，不可須臾離也，可離非道也。不離之道，貴乎誠。能誠則大道可學，大道可知，大道可成。不誠則心不純，心不純則疑惑生，疑惑生則妄念起，妄念起則腳跟不實，一行一步，入於虛假，一舉一動，俱是煩惱，隔絕大道，閉塞靈竅，而欲明道，不愈遠乎？

夫誠者，敦厚也，專一也，老實也，無欺也，不隱也，不瞞也。善用其誠者，反樸歸淳，黜聰毀智，主意克定，始終無二。昔趙真人奉師命出外，遇色不迷，見虎不驚，懸崖取桃，削壁捨身，卒感祖師傳授心法；邱祖因自己福緣淺薄，狠力下功，飢餓不怕，生死不懼，感得空中

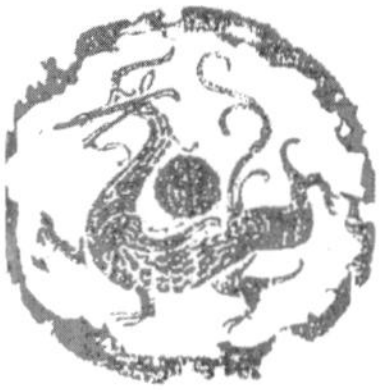

神人報信，是二真者，皆能善用其誠者也。誠之一字，乃修道始終不離之物。如其可離，則何由而成神室，何由而全性命哉？

何謂誠？安危不計，一心向前；出言無偽詐，行事不怪異；隨地而安，遇境而就；到安樂處不喜，逢困難時不憂；擇善固執，順守其正；至死抱道，永無變遷；有過即改，遇善即行。如是用誠，纖塵不生，萬物難移，內念不出，外念不入，三屍遁跡，六賊滅蹤，神室基址成矣，從此修造大業，無不隨心應手。

故修道者，必腳踏實地，下死工夫，換卻生平心腸。鑽破混沌，取出寶杖，處處歸真，事事守正，以本分為要，以老實為先，性命之外，別無所知，道德之外，餘無所曉，人一能之已百之，人十能之已千之，果能此道矣，雖愚必明，雖柔必強，誠乎誠乎，豈淺鮮哉！

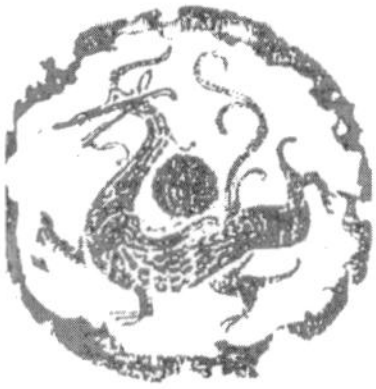

信

信之一法，乃神室之椽瓦。椽瓦之為物，攢簇一氣，遮蔽上下，護持全室。椽瓦周密，外禦風邪，內蓄和氣，神室得以堅久不敗。至聖云：「自古皆有死，民無信不立。」道祖云：「恍兮惚兮，其中有物。杳兮冥兮，其中有精。其精甚真，中乃是信。」《周易》「中孚」卦辭曰：「中孚豚魚吉」，觀此則知信為人生之根本。

神室之要著，信若不立，四象不合，五行不和，兩儀各別，三寶俱漏，大業廢矣。昔呂祖一夢而入大道者，信也；丹陽悟死而脫塵情者，信也。神光斷臂求法者，信也。得此一信而道成，失此一信而道敗。信之得失，道之成敗關之。故修道者，必以信為本。

何謂信？忠孝廉恥，俱盡其道；仁義禮智，各得其宜；是非不雜，

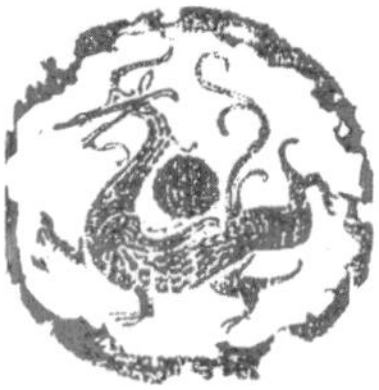

邪正分明；初念不改，正念常存；應事接物，不逐風揚波；日用夜作，不昧性迷心。對景忘情，在塵出塵；遇境不遷，住世離世；宜緩則緩，宜急則急；宜後則後，宜先則先；宜進則進，宜退則退；宜放則放，宜收則收；彼我如一，身心不二；至於鴻蒙，一氣不散，太極圓滿無虧；採藥物於不動之中，行火候於無為之內；假中求真，真中去假，無非一信而運用。

夫信者，中孚也，無惑也，不易也，見真也，有主也。大道始末，以信為歸結，酒色財氣，皆以信驗；喜怒哀樂，皆以信正；聽視言動，皆以信印；品行高低，皆以信分；有無邪正，皆以信別；五行四象，皆以信攢，知此者希聖希賢，迷此者為人為鬼。故至聖又云：「人而無信，不知其可也。大車無輗，小車無軏，其何以行之哉？」信與不信，性命死生，即於此分，吉凶休咎，即於此別可不畏哉！可不慎哉！修行者，若得其信

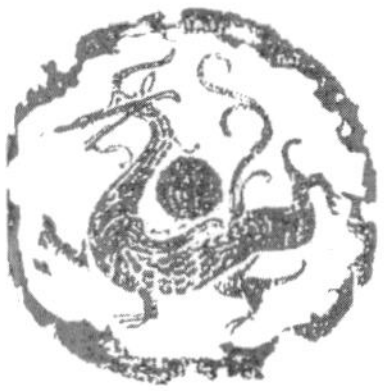

之一法，則神室嚴密，永無滲漏之患，可以長生，可以不死矣。

但此信也，說之易，知之難，行之更難。蓋其義實深，為理太奧，非尋常言語之信，乃大道之信，天寶之信。知而奉行之，則大道天寶，順手可得，其他皆餘事耳。奈何學人多無信心，惜哉惜哉！

和

和之一法，乃神室之門戶。門戶之為物，光明通透，絕無遮礙，出入隨便，開闔有時，防外謹內。門戶一立，神室乃成。有子曰：「禮之用，和為貴。」《中庸》曰：「和也者，天下之達道也。」蓋不和不足以為禮，不知不可以為達。道和之義，無大小，無內外，無邊岸，無形式。天得之而四時順，地得之而萬物生，人得而性命凝，所謂達道者，誠不虛也。

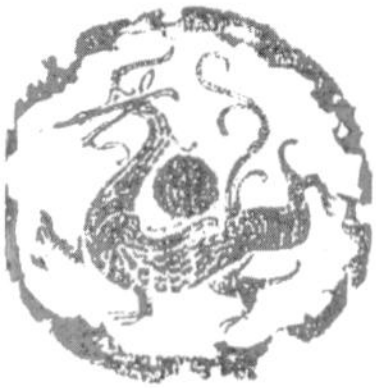

夫和者通也，順也，悅也，從容也，徐緩也。欲成神室，非和不可。昔達摩見東土神州，有大乘氣象，入於中國，以了大事，行和也；惠能不思善，不思惡，猶未為的，後隱於四會獵人之中，以了大事，行和也。至於河上公，隱於園圃之中；緣督子，隱於商賈之內；王十八，隱於庸僕之列；是皆混俗和光，依世間法，修出世間者也。故善用和者，不驚俗，不駭眾，不固執，不偏僻，隨方就圓，內剛外柔，大智惹愚，大巧若拙，潛修密煉，人莫能識。若夫有已無人，行為偏執，不失之太過，即失之不及，欲其竊造化，合陰陽，無中生有，有中生無，造成神室永為無漏金屋，難矣！

何為和？禮下於人，謙恭自小；心平性柔，暴躁全無，忿怒不生；大而能小，強而能弱；無人我，壽者之相，無貴賤，達人之分。化氣質之性，消妒忌之心；言行相虧，動靜隨時；無好惡，無無明，無怪誕，

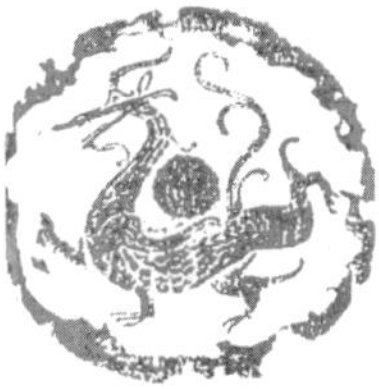

無偽詐；和處極多，只在機活神圓，因物付物耳。

吾勸同志，速將人我山放倒，急把龍虎穴衝開；將已往之高傲欺心、滯氣血性、小見偏識，與夫一切不平不順不中不正等事，一筆勾銷，另換出和平情性、溫柔資格，神明默運，以求先天至真之藥，點化後天至濁之陰，自然有無一氣，動靜自如，還我本來良知良能之面目，登於聖域賢關。噫嘻！謙受益，滿招損，學者可不自勉自勵也哉！

靜

靜之一法，乃神室之牆壁。牆壁之為物，根本端正，高低相稱，無縫無隙，所以穩定樑柱，堅固上下，牆壁一起，神室有象。老子云：「致虛極，守靜篤，萬物並作，吾以觀其復。」又云：「人能常清靜，天地悉皆歸。」可知修道者，不到至清至靜之地，而天心不復，神室不

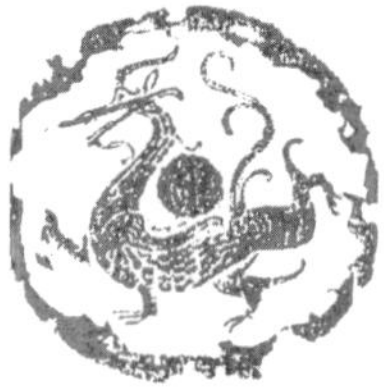

成。蓋虛極則靜，靜極則動，動靜之間，有天心現之。天心者，天地之心也。天地之心腹，即天地悉皆歸，苟不到靜極之時，絕不能也。夫靜者，定也，寂也，不動也，內安也，無念也，無慾也。無念無慾，安靜不動，誠和潔淨，邪風不入，塵埃不生，神室牆壁緊密，而材木長久如新，永遠不壞。故善用其靜者，得意處不喜，失意處不憂；專心致志，對景忘情，不動不搖，如明鏡止水。夫人之靈竅，自先天失散而後，為私慾所蔽，為塵情所擾，終日碌碌，無有片刻寧靜。心不寧靜，妄念紛紛，所作所為，皆是以苦為樂，以假為真。真假不分，大道焉成？修道者，欲修神室，先須習靜，果到靜地，神室自成。

靜者非頑空寂滅之學，亦非參禪打坐、忘物忘形之說，乃常應常靜，身在事中，心在事外之意。蓋真靜者，一意不誠，一念不起；言不苟造，身不妄動；事前不想，事後不計；人短不知，已長不覺；時時顧

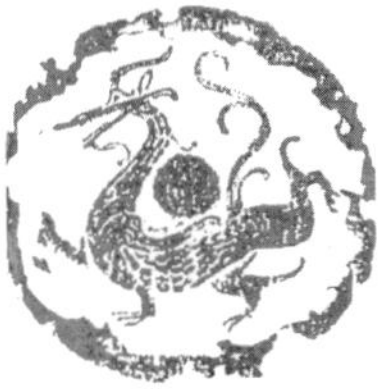

道，處處返照；不以飢渴害心，不以衣食敗道；生死順命，人我無別。非禮勿視，非禮勿聽，非禮勿言，非禮勿動；境遇不昧，幽明不欺；妄念去而真念生，道心現而凡心滅，是謂真靜。

真靜之靜，本於太極，不為造化所移，神室四面，鐵桶相似，風寒暑濕，不得而入，虎狼兕豹，不得而傷矣。吾勸修道者，速將活絡心腸放下，急把娘生面目拿出，主心一定，止於至善，淨倮倮，赤灑灑，做世間無事閒人，開道中正法眼藏，其受用無窮。

虛

虛之一法，乃神室之堂中。堂中之為物，宜乎空闊潔淨，纖塵不染，雜物掃除，所以供設寶珍，迎待嘉賓者也。《悟真》云：「道由虛無生一氣，便從一氣產陰陽。陰陽再合成三體，三體重生萬物昌。」文

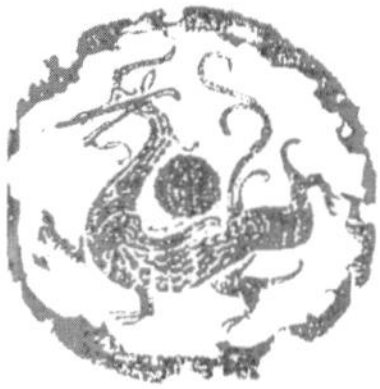

長老云：「先天之氣，自虛無中來，特以虛氣者，實之基；實者，虛之母。」蓋道視之不見，聽而不聞，搏又不得，本至無也。至無則為至虛，然虛則無物不包，無物不容，故神室以虛中為要。虛中則陰陽順序，精神圓滿，一氣渾然，無內外，無左右，無前後，無上下，而在恍惚杳冥之中焉。夫虛者，空也，無也，寬也，無形也，無色也。道至空虛，無形無色，四象五行，三元八卦，混而合一，渾淪太極，神室圓滿成功矣。故善用其虛者，俯視一切，量同天地，心如太虛；以身為桎梏，以形為贅疣；以四大為灰土，以六門為孔竅；以富貴為浮雲，以名利如霜露；以世事如夢幻，以情慾為寇仇。蓋有所志者在，而不為假物所惑也。

人自有生以後，積習之氣，填滿胸中，無一物不有，無一事不存，將本來珍寶，拋棄於外；性無所寄，命無所賴，性亂命搖，與道日遠，不特神室有傷，而且幻身亦敗。是以保全神室之道，以虛中為主。

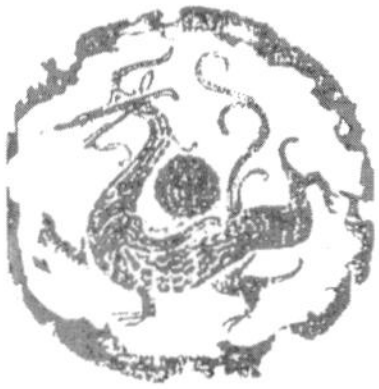

何為虛？卻除雜念，變化氣質；經過歷劫輪迴，看破恩愛纏牽；人事凡百不留，所有外物不受。萬法歸宗，四大放下，無眼耳鼻舌身意，無聲色香味觸感，無恐怖煩惱，無好惡憎愛，無諂無驕，無矜無詐，無狂無妄，無意無必，無固無我，不愛一物，不納微塵，但立身心，無累修道。果能如是，神室堂奧，開闊明淨，無一毫滓質，與太虛同體，自然先天之氣，自虛無中來，渾淪不散，水火不期濟而自濟，金木不期併而自併，大道未知成而得成。深願修道者，諸緣須空，一塵莫染，欲實其腹，先虛其心；欲生其白，先虛其室，從一切不著不住處，留神下腳，不怕不到深造自得之堂奧。

靈

靈之一法，乃神室之主人。有室無人，久必滲漏塵封，徒事經營，

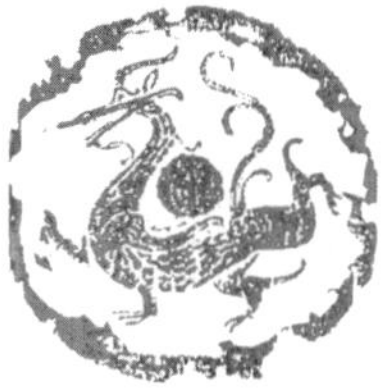

枉用苦心矣。王沖熙云：「靈妙法界，乃一圓通。」昔紫陽真人得海蟾之傳，真知灼見，隨機應變，和光同塵，縱橫自在，無束無拘，所以成道，大異他人，卒為南宗初祖。蓋修真之道能靈，則圓通無礙；不靈，則固執著空。固執則必不通，不通，則失其中正之道，又安能得藥物於恍惚杳冥之間，行火候於無為自然之內？必至進退失節，急緩失度，老嫩失時，陰陽失和，不幸乖戾忽生，是已至而又退。不其慎乎！

何為靈？先發制人之謂靈；義不及賓之謂靈；追攝先天之謂靈；運會後天之謂靈；調和性情之謂靈；外圓內方之謂靈；被褐懷玉，心死神話之謂靈；靜觀密察，煉己待時之謂靈；竊奪造化，從無守有之謂靈；不欺不瞞之謂靈；常應常靜之謂靈；虎不傷人之謂靈；龍不起霧之謂靈。具此一法，可以動，可以靜，可以剛，可以柔，誠信得中，和靜得正，性命得了，神室有主，永久不壞，大道成矣。

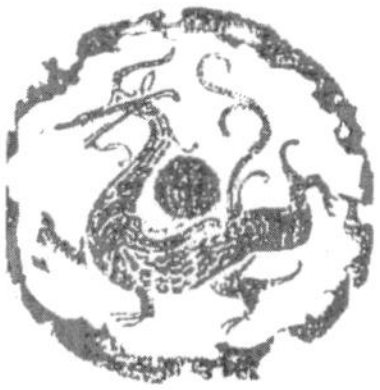

吾勸同道者，回光返照，敲竹鼓琴，十二時中，莫要昧了自己，還須檢點當前，磕著撞著，自醒自悟，如空谷焉，呼之即應，如金鐘焉，擊之即鳴，如寶鏡焉；照之即見，寂然不動，感而遂通，神而明之，存乎其人耳。此法無火無候也，無藥物斤兩也，無次第工程也，一直行去，工夫不缺，了命了性，可以於理決之矣。

雖然，真靈豈易知哉？亦豈易行哉？不易知者，不可以有心求，不可以無心得。有心求之，則著於有；無心求之，則著於無。不易行者，非勉強而為，非順事而做。

勉強而為，則真者不真；順事而做，則靈者不靈。是在有無不拘，逆順並用，機活神圓，靈之一法，斯乃得矣。但恐人不認真，棄正入邪，不落於中下二乘，即歸於執相服食，非徒無益，而又害之，功成九仞，幸勿一簣。

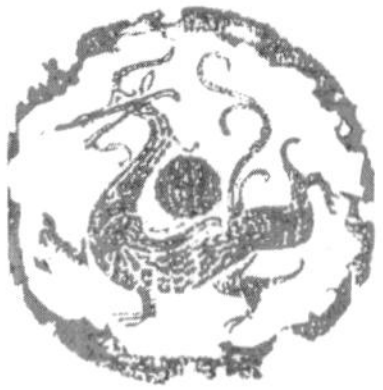

中篇　修眞九要

總綱

修真至道，總為九條，循序分列，以其為修煉真道之至要精華，故曰修真九要篇，完全為清虛禪師之身經口授，文淺旨深，不論學道修道者，依次而讀之，於煉氣行動時，奉作座右之銘，則奇境自開，心境頓朗，猶之錯節盤根，一迎刃而即解。

求道者，知乎此，始不歲月空過，一生虛度。否則，對於學修二字，尚未了了，又安能望其成功。是野狐禪，是邪魔頭，不足與言道也。

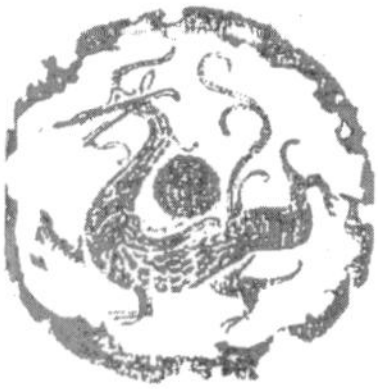

勘破世事

吁嗟！人生在世，如夢幻泡影；百年歲月，瞬息間耳。無常一至，縱有金穴銀山，買不得性命；孝子賢孫，分不了愁苦。若不及早打點，臨時手腳忙亂，死神猝到，不肯留情，一失人身，萬劫沉淪。

有志於道者，須將這個關口，急急打開，方有通衢大路。否則，塵緣不斷，妄想成道，雖身已解脫，而心未曾解脫，一舉一動，無非在世事上用工夫；一行一止，總是在人情上做活計，不特不能成道，而且無由聞道，何貴乎解脫？古今來無數學人，多蹈此轍，所以學道者，比比皆是，達道者，未見其人。《悟真》云：「試問堆金如岱岳，無常買得不來無。」《了道歌》云：「先將世事齊放下，後把道理細研究。」是言世事皆假，性命最真。欲知其真，先棄其假。蓋一認其假，則心為假

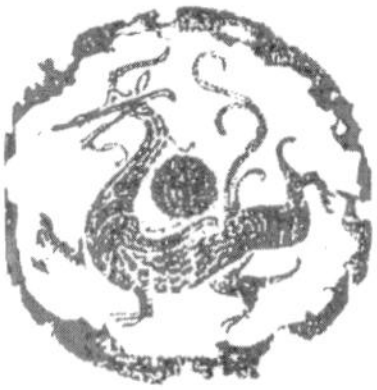

役，一假無不假，與道日遠，便不是自惜性命之人。不自惜性命，懸虛不實，空過歲月，老死而已，何益於事。昔呂祖因一夢而群思頓脫，馬祖因悟死而成道最速，是均先勘破世事，而後修真，所以成真了道，易於他人。況解脫修行，原係勘破世事。若未勘破，而強解脫，有名無實；本欲登天，而反墜地，適以取敗，豈不枉費心機耶。

吾願學人，不論解脫與否，若欲辦切身大事，先須嘗探一番。嘗探來，嘗探去，嘗探到沒一些滋味處，始知萬緣皆空，性命事大，從此把身外一切虛假之事，一筆勾銷，腳踏實地，尋師訪友，勇猛精進，為道忘軀。自然一誠格天，祖師暗中提攜，當有真人引渡之矣。

積德修行

《悟真》云：「若非修行廣積德，動有群魔作障緣。」可知積德修

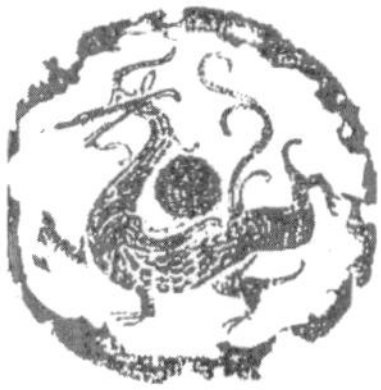

行，乃修道者之要務。倘離德以言道，便是異端邪說旁門左道矣。故古之聖人，必先明道；古之賢人，必先積德。未有不明道而能聖，不積德而能賢。然欲希聖必先希賢；若欲成道，必先積德。道德兩用，內外相濟，聖賢之學業得矣。道者為己之事，德者為人之事。修道有盡，積德無窮。自古及今，仙佛神聖成道之後，猶必和光同塵，積光累行，直待三千功滿，八百行完，方受天命。況金丹大道，為鬼神所忌，非大忠大孝之人不能知，非大賢大德之人不敢傳。即強傳而知之，鬼神不喜，是必暗降災殃，促其壽數，非徒無益，而又害之。

予自得清虛禪師之旨，以大公為懷，每遇志士，必欲接引，間或略示端倪，徐觀其後，未幾自滿自足，不能深入，竟至日久懈怠，志氣喪盡，其慳貪煩惱，甚於常人，前後數人，泰半相同。似此行為，萬事皆無成，況道也乎？清虛師曰：「余因自不小心，失言匪人，亦屢遭魔障。幸有救苦救難，則寶真未被竊去。」有鑒於此，後遂結舌，不敢輕露圭角，非真誠謹篤之士，誓不傾囊付之耳。有等學者，方入門戶，直視道為至易之事，苟有利用，竭其力而趨之，於是騙化十方，罔知所忌，絕不思一絲一粒，俱十方之血汗；一飲一啄，皆眾生之苦力。或有以口頭禪籠人者，或有以假道法攝財者，或有以黃白術謀騙者，千方百計，不可枚舉，殊不知欠下十分孽債，來日如何償還。古人謂「兩只角或有或無，一條尾千定萬定」者，豈此輩歟？有志斯道，當以德行為先，自立節操，不要糊塗，誤及光大前程。

何為德？恤老憐貧，惜孤憫寡；施藥捨茶，修橋補路；扶危救困，輕財重義，廣行方便者是也。何為行？苦己利人，見義勇為；施德不望報，有怨不結仇；有功而不伐，有難而不懼者是也。能積德，能立行，愈久愈力，德服鬼神；品超庸俗，高人一見，即存孺子可教之心。否則

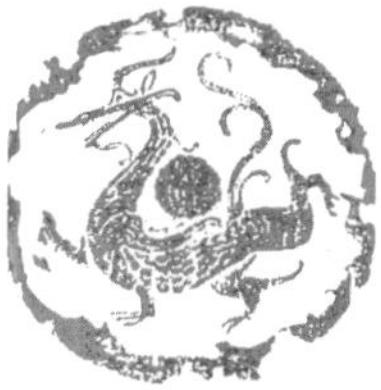

不積一德，不修一行，妄想成道，偶遇高人，掩其不善而著其善，自謂可以欺人，殊不知人之視己，如見其肺肝然。更有一等不務本分之流，作孽百端，朝酒市而夕青樓，口道德而心盜蹠，損人利己，千奇百怪，不知自悔，反怨自己無福無緣，乃毀謗大道盡屬荒誕。嗚呼！此真地獄種子，應化異類，求其為常人尚不可得，況道人也乎？

盡心窮理

《說卦傳》曰：「窮理盡性，以至於命。」可知盡性至命之學，全在窮理上定是非也。窮理透徹，則性能保，命能全，直入無上至真之地。窮理恍惚，則命難修，性難了，終有到老落空之悔。今之學人，糊塗行功，糊塗學道，糊塗修行，生時既然糊塗，死則焉能亮淨。性命何事，而乃如此妄為。煉氣之道，包羅天地之道也，竊奪造化之道也，至遵至貴，至神至妙，非容易而知。學人不想自己性命為何物，不辨祖師法言是何義；飽食終日，無所用心；妄想偷竊一言半語之神機，破廢十日八日之工夫；即欲成道得真。日則浪蕩逍遙，夜則高枕酣眠；目煉氣行功為無用之言，以《丹經》、《子集》為哄人之具；詐稱有道，以訛引錯；妄說得真，以盲誘瞎。即有一二信心之士，亦不過是走馬看花，皮毛僅具，何嘗深用心思，窮究實理。古人有云：「苦還紙上尋真義，遍地都是大羅仙。」一是特為不求師者而發，非言煉氣行功、《丹經》、《子集》為無用也。後人不知古人之意義，多借此為憑證借口，乃置經集於不問，是大錯特錯矣。

夫法言真諦，一字一意，不敢妄發；一言半語，盡藏妙義；不知費盡多少婆心，為後人作階梯，與教門留眼目，而反謗之毀之，其罪尚可勝言乎？即後之高人賢士，所作所為，總在古人範圍之中，究其實落，

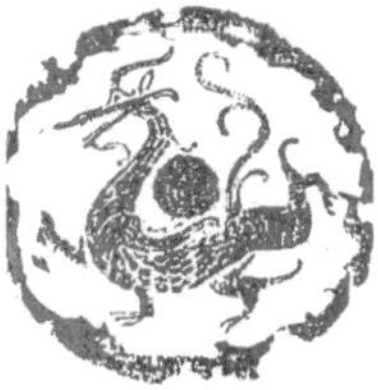

未必高過於古人，是則古之道人，初未誤後世也可知矣。吾勸有志之士，取古人之法言，細窮細究；求師一訣，通前達後，毫無一點疑惑，方可行持。甚勿自恃聰明，而有己無人，亦勿專聽虛聲，而任人誤己。至於不通文字之學人，亦須於俗語常言中，辨別實義，蓋俗語常言中，有大道藏焉，特人未深思耳。

如沒體面，沒人形；有竅道，好自在；顛三倒四，隨方就圓，隨機應變；沙裏淘金，無中生有；七死竹活，有己無人；不知死活，不顧性命；只知有己，不知有人；走三家，不如走一家；禮下於人，必有所得；只知其一，不知其二；此等語天機大露，何妨括出一二，作為法則，朝參暮思，雖大理不明，而知識漸開，與道相近，亦不空過歲月。此窮理之學，不論賢愚，人人可做，果能功夫不缺，日久自有所悟。但所悟者，一己之私見，不得貿然入手。

倘遇明師，必須徹始徹終，追究明白，真知灼見，得心應手，方不誤事。若知前不知後，知後不知前；知陰不知陽，知陽不知陰；知體不知用，知用不知識，或知有為，而不知無為；或知無為，而不知有為；或見元關，而不知藥生，或知藥生，而不知老嫩；或見丹結，而不知服丹；或知結胎，而不知脫胎；或知文烹，而不知武煉；或知陽火，而不知陰符；或知進火，而不知止足；或知溫養，而不知抽添；毫髮之差，千里之失，未許成真。不但此也，且陰陽有內外，五行有真假，性命工夫分兩段，先後二天各不同；有真有假，有真中之假，有假中之真；有真中之真，有假中之假。此等機關，究之不徹，即行之不到；辨之不清，即作之不成，是以呂祖三次還丹而未果，終得崔公入藥鏡，始竟全功；紫清有夜半風雷之患，重複修持，而方了事。茲二道者，為仙中之領袖，些些未明，猶有不虞，而況餘子也哉。

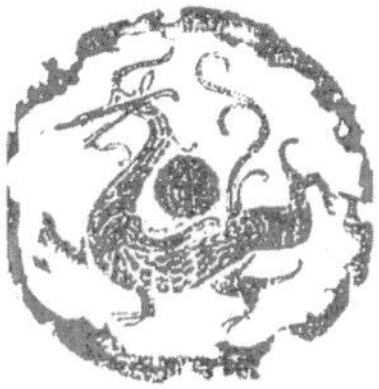

訪求真師

古道人云：「若無師指人知的，天上神仙無住處。」又《悟真》云：「饒君聰慧過顏閔，不遇真師莫強猜。」誠哉性命之學，必有師傳，非可妄猜私度而知也。昔達光頓悟圓通，自知非向上事，後得遇杏林而成大道；上陽既得綠督之訣，不敢自足，猶必見青城，而備火候；三豐嵩山苦歷十餘年，一無所得，後感鄭呂二仙指點，方成大事。雖世間微藝薄技，當賴師傳而知，況性命大事，豈能無師而曉？

蓋性命之道，乃竅陰陽、奪造化、轉生殺、握氣機；先天而天，弗違之道；鬼神不能測，蓍龜莫能占，得之者立躋聖位，直登彼岸，是天下第一件大事，是天下第一件難事，苟非聖師附耳低言，如何領教，悟徹真因哉！旁門有三千六百開，丹法有七十二品；以邪害正，以假亂

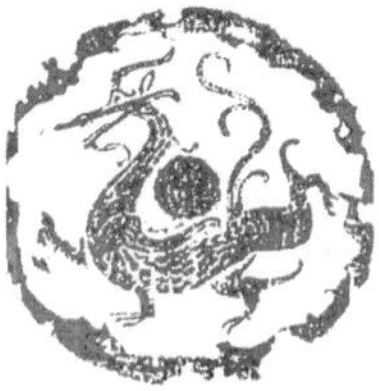

真；誰為盲師，誰為明師，其難辨別。然辨別亦易，大凡高人，獨弦絕調，不濫交，不諂世，不同黨，不要名，不恃才，不謀利，不欺人，不怪誕，一言一語，俱有益於世道；一行一止，大有裨益於聖教；貪嗔癡愛而俱無，意必固我而悉化；品節清高，人人所不能及；胸襟脫灑，個個所不能到；間或援引志士，亦必千磨百折，試其真假，果其白玉無瑕，方肯指示端倪，如其非人，絕不敢輕洩天機，此所以為明師也。若夫盲師，無而為有，虛而為盈；不肯自思己錯，更將錯路教人；或有指男女為陰陽者，或有以經粟為黍珠者，或有以爐火為外丹者，或有煉心腎為內丹者，或有以存想為凝神者，或有行子午為抽添者，或有轉轆轤為周天者，或有認頑空為無為者，或有以運氣為有為者，或有以忘形為修靜者，或有以煉睡為退陰者，或有服硫黃為進陽者，或有避五穀求延年者，諸如此類，不可勝數。

此等之輩，功德不言，節操不立；身衲衣而腰錢囊，頭簪冠而心蛇蝎；見富貴而留心，遇困苦而忘道；酒食爭逐，不顧十方血汗；喪名敗教，那知萬劫沉淪；行步時，只在錢財上用功夫；舉動處，於衣食上費心思；一頭一拜，即收為徒；一茶一飯，即便傳真；借聖賢之門戶，而自欺欺世；竊仙佛之法言，而捏妖作怪；只知一身飽暖，哪管他人死活。學人若聽其言，而不察其行，以有道目之，未有不入其網羅中而傷害性命者。況一惑其言，認假為真，固結不解，雖有高真聖師，欲為提攜，亦無門可入。天下道人，遭此劫者，不一而足。緇黃之流，東走西遊，誰無幾宗公案，誰無幾句話頭，只以口頭三昧悅人，則人人是佛，個個是仙。試問學道者，千千萬萬；成道者，能有幾人。大抵聖賢不常見，仙佛不多得。以其不常見不多得，所以為高人也。

夫出乎其類，拔乎其萃者，豈能以口頭三昧，取悅於人，而自命為

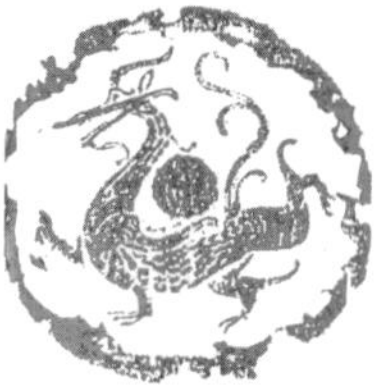

高人耶？師嘗授余試金石一卷，謂善識人之高低身份。若遇修行之人，以酒色財氣動之，而不能動者，必非凡品；更以《悟真》「參同」詰之，而隨口應者，即是高人。余試之屢矣，未有不中。請以此法供諸學道者，用為求師之前導。

煉己築基

《悟真》篇云：「若要修成九轉，先須煉己持心。」又云：「七返還丹，是在人謀。萬劫煉身，求諸自己。」蓋修真之道，還丹尚易，煉己至難。若不煉己，而欲還丹，萬無是理。夫還丹者，如房屋之樑柱。煉己者，如房屋之地基。未築地基，則樑柱無處建立；未曾煉己，則還丹不能凝結。學者得師口訣，急須煉己。煉己純熟，臨爐之際，左右逢源，得心應手；鉛汞相投，情性相合，自無得而復失之患。特以人自有生以來，陽極生陰；先天走失，後天用事；當年故物，盡非我有。加之百感憂其心，萬事勞其形；精漏神昏，血凝氣散，將此幻身，猶如破鍋爛甕，盛不得水；人之身體衰敗，還不得丹，同是一理。故雖後天假物，並非還丹藥料。然未還丹時，尚賴以成功，要亦不可有損傷也。

古人云：「若無此夢幻，大事何由辨。若還大事辯，何用此幻夢。」又云：「不怕先天無真種，只怕後天不豐光。」蓋後天足，則先天可復；先天可復，則後天可化。煉己築基之功，豈可輕視乎？何為煉己？少貪無愛，牢固陰精；錘煉睡魔，苦己利人；大起塵勞，心地下功；全拋世事，勇猛精進；以道為己任，腳踏實地，步步出力；富貴貧賤威武，一切不聞不問，此則均是煉己也。

故煉己之功雖多，總以無己為歸著。老子云：「吾之所以有大患者，為吾有身。及吾無身，吾有何患？」煉己煉到無己時，外其身，而

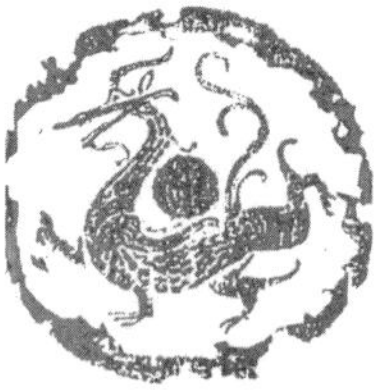

身存；後天穩當，基址堅固；先天真陽來復，混而為一；先天氣，後天氣，得之者，常似醉，一時辰內，管丹成矣。若未煉己，遽行一時之功，則後天不固，先天雖在咫尺，未許我有。蓋其鉛至而汞失，迎坎來而離不受，彼到而我不待也。築基之時，須用橐籥；煉己之時，還要真鉛。煉己築基，豈易事哉！

和合陰陽

修真之道，金丹之道也。金丹之道，造化之道也。造化之道，陰陽之道也。《易》曰：「一陰一陽之謂道。」又曰：「天地絪縕，萬物化醇。男女媾精，萬物化生。」是孤陰不生，獨陽不長。陰陽相合，方能生育。金丹之道，唯採取先天真一之氣也。

先天之氣，無形無象；視之不見，聽之不聞，搏之不得，乃自虛無

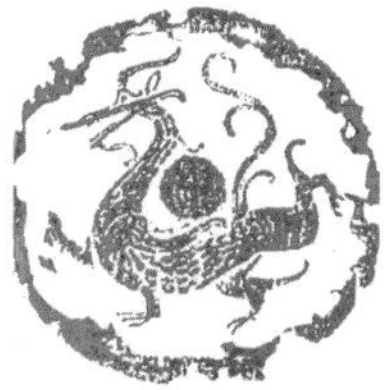

中來者。以實而形虛，以有而形無。實而有者，真陰真陽；虛而無者，二八初弦之氣。初弦之氣，即先天之氣，此氣非陰陽交感，不能有象。若欲修金丹大道，捨此陰陽，別無他術矣。

但陰陽不一，倘認假為真，徒勞心力，無益有損，不可不辨。男女之陰陽，塵世之陰陽也。心腎之陰陽，幻身之陰陽也；日月之陰陽，天地之陰陽也；冬至夏至，一年之陰陽也；朔旦望朝，一月之陰陽也；子時午時，一日之陰陽也；二候四候，一時之陰陽也。凡此均非金丹之陰陽也。金丹陰陽，以我家為陰，以他家為陽；我為離，他為坎。離中一陰，為真陰；坎中一陽，為真陽；取坎填離，是以真陰求真陽，是以真陽濟真陰。且陰陽又有內外之別：內之陰陽，為順行之陰陽，生身以後之事，後天也，人道也；外之陰陽，為逆運之陰陽，生身以前之事，先天也，真道也。內外陰陽，皆無男女等相，非色非空，即色即空；非有非無，即有即無；若著色空有無之形，便非真陰真陽實跡矣。

既知陰陽，須要調和相當，不多不少，不偏不倚；不急不緩，不有不無；不即不離，不躁不懦；或陽動而陰隨，或陰感而陽應；或陰中用陽，或陽中用陰；或借陰以全陽，或用陽以制陰；或以內之陰陽而助外，或以外之陰陽而濟內；內外合道，金丹自虛無中結就，取而服之，長生不老。《參同》云：「同類易施功，非種難為巧。」《悟真》云：「內藥還同外藥，內通亦須外通。丹頭和合類相同，溫養兩般作用。」三豐云：「世間陰陽男配女，生子生孫代代傳。順為凡，逆為仙，只在中間顛倒顛。」調和陰陽之道，盡於此矣。

審明火候

古經云：「聖人傳藥不傳火，火候從來人少知。」則是藥物易知，火候最難。蓋藥物雖難覓，若遇明師點破，真知灼見，即刻就有，不待他求，所以易知。至於火候，有文烹，有武煉；有下手，有休歇；有內外，有先後；有時刻，有爻銖；有急緩，有止足；一步有一步之火候，步步有步步之火候，變化多端，隨時而行，方能有準；若差之毫髮，便失之千里，所以最難。何為火？鍛鍊之神功也。何為候？運用之時刻也。運用時刻，在鴻蒙將判，陰陽未分之際。鍛鍊神功，在天人合發，有無不立之內。且有內火候，有外火候。外火候，攢簇五行，和合四象。內火候，沐浴溫養，防危慮險。雖內外二藥相同，而火候運用大異，不遇真師，焉能知的。

夫攢簇五行，和合四象，是盜天地之生機，竊陰陽之神氣，回斗柄而轉天樞，開坤門而塞艮戶。其妙在乎積陰之下，一陽來復之時。此時與天地合其德，與日月合其明，與四時合其序，與鬼神合其吉凶。所謂

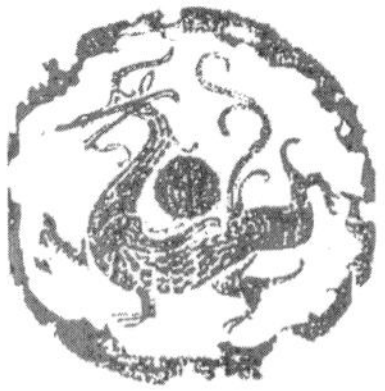

一年只有一月，一月只有一日，一日只有一時者是也。唯此一時，易失而難尋，易錯而難逢。得之則入於生道，失之則入於死道。聖人於此一時，運動陰符陽火，拔天根而鑽月窟，破混沌而拈黍珠；回七十二候之要津，奪二十四節之正氣；水火相濟在此，金木交併在此，鉛汞相投在此，安身立命在此，出死入生在此。若過此時，則陰陽分離，真者藏而假者用事，已落後天，不堪用矣。

至於「曲江岸上月華瑩」，生藥之火候；「風信來時覓本宗」，採藥之火候；「水生二藥正真，若待其三不可進」，老嫩之火候；「鉛遇癸生須急採，金逢望遠不堪嘗」，急緩之火候；「忽見現龍在田，須猛烹而急煉，但聞虎嘯入窟，宜倒轉以逆施」，用武之火候；「慢守藥爐看火候，但安神志任天然」，用文之火候；「未煉還丹急須煉，煉了還須知止足」，溫養之火候；「只因火力調和後，種得黃芽漸長成」，丹成之火候；「一心但知謹護持，照看爐中火候飛」，保丹之火候，此皆還丹之火候。若夫大丹火候，別有妙用，「受氣吉，防成凶」，結胎之火候；「混沌七日死復生，全憑侶伴調水火」，固濟之火候；「送歸土斧牢封固，次入流珠斯配匀」，養胎之火候；「用鉛不得用凡鉛，用了真鉛也棄捐」，抽添之火候；「丹竈河車休矻矻，鶴胎龜息自綿綿」，沐浴之火候；「一日內，十二時，意所到，皆可為」，防危之火候；「嬰兒是一含真氣，十月胎完入聖基」，胎成之火候；「群陰剝盡丹成熟，跳出丹籠壽萬年」，脫胎之火候，此大丹始終之火候。更有內外兩用之火候。「凡俗欲求天上事，用時需要世間財」，採藥火候中之火候；「偃月爐中玉蕊生，殊砂鼎裏水銀平」，結丹火候中之火候；「第七日陽復起先，別妙用混合百神」，結胎火候中之火候；「有無俱不立，物我悉歸空」，脫胎火候中之火候。內外二丹，火候之秘，於此盡矣。其中又有細微奧妙之處，是在神而明之，存乎其人，臨時變通，非可以文字傳矣。

外藥了命

《悟真》云：「休施巧偽為功力，認取他家不死方。」緣督子曰：「先天之氣，自虛無中來。」曰他家，曰虛無，則知非一身所產之物。說到此處，諸天及人，皆當驚疑也。天以陰陽五行化生萬物，氣以成形。人得天賦之正氣，為萬物之靈。具此氣，即具此理。氣者命也，理者性也，是性命者，天之所與也。天始與之，而天終奪之，此勢之所必有者。若以後天幻身之物與天爭權，總在造化玩弄之中，焉能得脫？不有金液還丹之道，妄想保全性命，萬無是理。

金液還丹之道，先天之道也。先天之道，包羅天地，運會陰陽，係

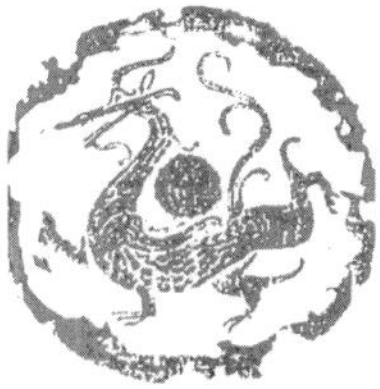

天地之外機密，故能了生死而避輪迴，出凡塵而入聖基。但此機密，遠隔千里，近在咫尺，可惜世人不肯認真，日遠日疏，絕不反顧，自送性命。若有志士，窮究實理，忽的打破疑團，截然放下，直超彼岸，則赫然金丹，瞬息而成，固不待三年九載也。然丹成最易，而修煉甚難，使無虛實相應，陰陽變化，以術延命，則金丹從何而結？

夫以術延命之道，乃奪天地造化之權，竊陰陽消息之機，轉生殺，扭斗柄，先天而天，弗違之道也。《陰符》云：「其盜機也，天下莫能知，莫能見。」《悟真》云：「始於有作人難見，及至無為眾始知。但見無為為要妙，豈知有作是根基。」蓋人自先天失散而後，真陽有虧，形雖全陽，其中皆陰。倘執一己而修，不過涕唾津精氣血液，不過眼耳鼻舌心身意，不過七情六慾，五蘊八識，三彭百穴，是以陰濟陰，命何由接，丹何由結？故《參同》云：「牝雞自卵，其雛不全」，此其證也。丹經所謂外藥者，以其我家真陽，失散於外，不屬於我，寄居他家，乃以外名之。盲人不察，錯會他字、外字，或猜為御女閨丹，或猜為五金八石，或猜為天地日月，或猜為雲霞草木，以及等等有形之物。殊不知真正大藥，非色非空，非有非無，乃混沌未明之始氣，天地未分之元仁。順則生人生物，逆則成道成仙。

聖人以法追攝，於一個時辰內，結成一粒黍珠，號曰陽丹，又曰還丹，又曰金丹，又曰真鉛。以此真鉛點一己之陰汞，如貓捕鼠，霎時乾汞結為聖胎，此外藥之名所由有也。

試詳申之，「藥出西南是坤位。欲尋坤位豈離人」，外藥也；「初三日，震出庚，曲江岸上月華瑩」，外藥也；「金鼎欲留硃裏汞，玉池先下水中銀」，外藥也；「取將坎位心中實，點化離宮腹內陰」，外藥也；「偃月爐中玉蕊生，硃砂鼎內水銀平」，外藥也；「坎離之氣和

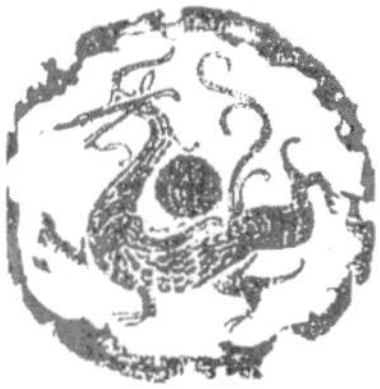

合，黃芽自生」，外藥也。但藥本在外，如何得向內生？藥屬於他，如何得為我有？經云：「五行順生，法界火坑。五行顛倒，大地七寶。」木本生火，今也火反生木；金本生水，今也水反生金。金木水火，中藏戊己二土，和四象，而配五行，一氣運用，復成一太極。火功到日，煉成一粒至陽之丹，取而服之，長生不死，與天地同春，與日月爭光。所謂「一粒金丹吞入腹，始知我命不由天」者，此也。噫嘻！萬兩黃金買不下，十字街前送與人。金丹大道，萬劫一傳，至尊至貴，得之者，立躋聖位，不待他生後世，眼前獲佛通神，人何樂而不行功修道哉！

內藥了性

《道德經》云：「有欲以觀其竅，無欲以觀其妙。」此二語，乃金丹大道之始終，古今學人之要訣。外藥不得，則不能出乎陰陽；內藥不就，則不能形神俱妙。上德者，修內藥，而外藥即金；下德者，修外藥，而內藥方就。外藥者漸法，內藥者頓法。外藥所以超凡，內藥所以入聖。「有欲觀竅者」外藥，竊奪造化之功，幻身上事；「無欲觀妙者」內藥，明心見性之學，法身上事。倘外藥已得，而不修內藥，即呂祖所謂「壽同天地一愚夫」耳。況大丹難得者外藥。外藥到手，即是內藥聖胎有象，陰符之功，即在於此。《參同》云：「耳目口三寶，閉塞勿發通。真人潛深淵，浮游守規中」。所謂「無欲觀妙」者此也。無欲觀妙者，雖是無為之道也，但無為者云，非枯木寒灰，絕無一事之謂，其中有朝屯暮蒙，柚鉛添汞，防危慮險，固濟聖胎之功用。所以融五行，而化陰陽，以至道法兩忘，有無不立，十月霜飛，身外有身，極往知來，歸於真如大覺之地，即佛祖所謂正法眼藏，涅槃妙心，最上一乘之大道也。若非了命之後而遽行此功，根本不固，虛而不實，未曾在大

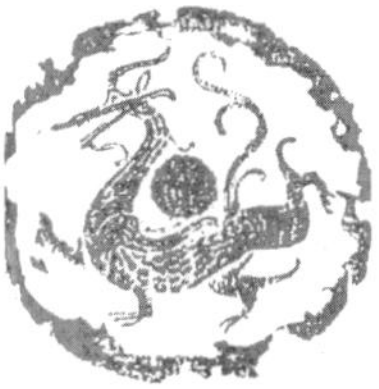

造爐中鍛鍊出來，縱然了得真如之性，若有一毫滲漏，難免拋身入身之患。後人不知古人立言之意，多以性理為不足貴。

試問世間學人，有幾個能明涅槃之心乎？有幾個能見真如之性乎？涅槃心，真如性，淨倮倮，赤灑灑，圓陀陀，光灼灼，通天徹地，非可以後天人心血性而目之。古人已有「了性不了命，萬劫陰靈難入聖」之語，是特為未修命，而僅修性者言之。若已了命，焉得不修性？若不修性，則應物固執，空有家財，而無主柄。若不修性，雖幻身已脫，而法身難脫。若不修性，只可長生，而不能無生。若不修性，雖生身之初能了，而未生之前難全。內藥了性之功，所關最大，無窮之事業，皆要在此處結果，何得輕視乎？吾願成道者，未修性之先，急須修命。於了命之後，急須了性。陰陽並用，性命雙修，自有為而入無為，至於有無不立，打破虛空，入於不生不滅之地，修真之能事，於是乎畢矣。

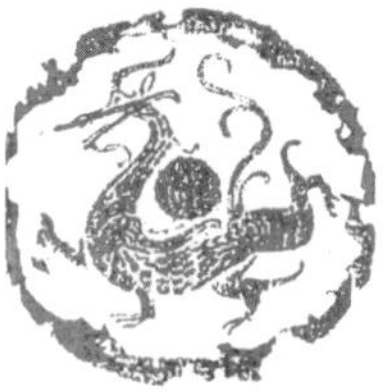

下篇　指玄眞訣

清虛禪師之偈

氣功秘訣正篇，為實驗；茲此外篇，為論理。有實驗，無論理，猶之了命未了性，是未豁然。若僅論理，而無實驗，亦猶之了性不了命，更不能。可若欲性命雙修，有無不立，是必須以論理為實驗之參同，以實驗收論理之金丹，斯真明乎煉氣行功之八法九要者也。本篇一偈，些些數十句，而大道則隱在其中，細細讀之，有百萬真諦，一粒金丹，現在目前，唯誠者可以得之耳。

最嘆世間修道者　不明性理妄談經　先天三寶後拆散
金木水火不相生　閉目枯坐假裝像　不知採取枉勞心

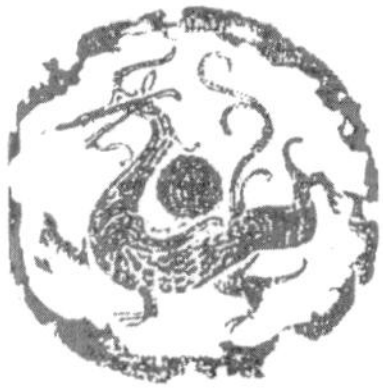

自己盲修自昧自　將錯傳人人誤人　那裏是你生死竅
誰個才是本來眞　冬至一陽在何處　夏至一陰怎麼生
離明二字怎麼講　返本返原怎樣行　運坎補離怎下手
清濁二氣何處分　爻珠老嫩甚物件　調和運會神而明
修行不明此中理　切莫人前說坎離　守死血心默景意
現出幻境乃指玄　大限來時無常到　憑何奧妙避吉凶
一要打破生死路　二要明師指靈機　悟眞參同為鑿據
大學中庸貫一言　一卷心經藏妙義　大乘金剛醒愚迷
三教聖經同一體　並非分門別有奇　深淺高低循序進
仔細參詳訪聖師　無縫塔前收神炁　譬如北辰一眞機
蘆茅穿膝濁撥出　存無守有恍惚時　居其所止歸善地
月朗星繁朝紫微　眞偈眞同七寶佈　虎歸龍穴探驪珠

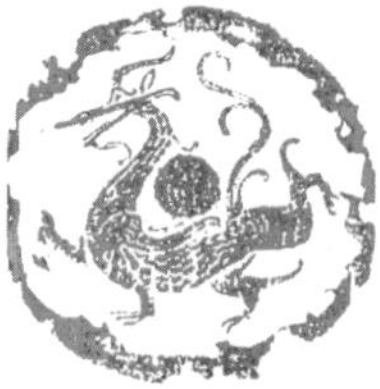

松木慧劍高舉起　降伏邪魔鬼怪驅　十惡八邪歸正路
四大苦海返太虛　六百卦足結靈體　千八二六養胎息
離兌震數純陽聚　不增不減天地初　萬法歸宗成正果
得受平步上天梯　若問此是誰人偈　清淨無為實即虛

練氣行功秘訣內篇

全一冊 定價大洋七角

藏版者 墨井書屋

印刷者 中西書局

上海望平街中市

發行者 中西書局

各省中西書店均有分售

上海中西書局印行

國家圖書館出版品預行編目資料

煉氣行功秘訣 ／ 墨井書屋　藏版
——初版，——臺北市，大展，2014〔民103 .04〕
面；21公分 ——（老拳譜新編；17）
ISBN　978－986－346－011－4（平裝）
1. 氣功
413 .94　　　　　　　　　　　103002160

煉氣行功秘訣

藏 版 者／墨井書屋
校 點 者／常 學 剛
責任編輯／王 躍 平
發 行 人／蔡 森 明
出 版 者／大展出版社有限公司
社　　址／台北市北投區（石牌）致遠一路2段12巷1號
電　　話／（02）28236031・28236033・28233123
傳　　眞／（02）28272069
郵政劃撥／01669551
網　　址／www.dah-jaan.com.tw
E－mail ／service@dah-jaan.com.tw
登 記 證／局版臺業字第2171號
承 印 者／傳興印刷有限公司
裝　　訂／承安裝訂有限公司
排 版 者／弘益電腦排版有限公司
授 權 者／山西科學技術出版社
初版1刷／2014年（民103年）4月

定 價／180元

大展好書　好書大展
品嘗好書　冠群可期

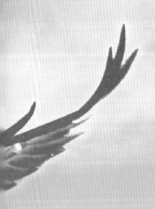

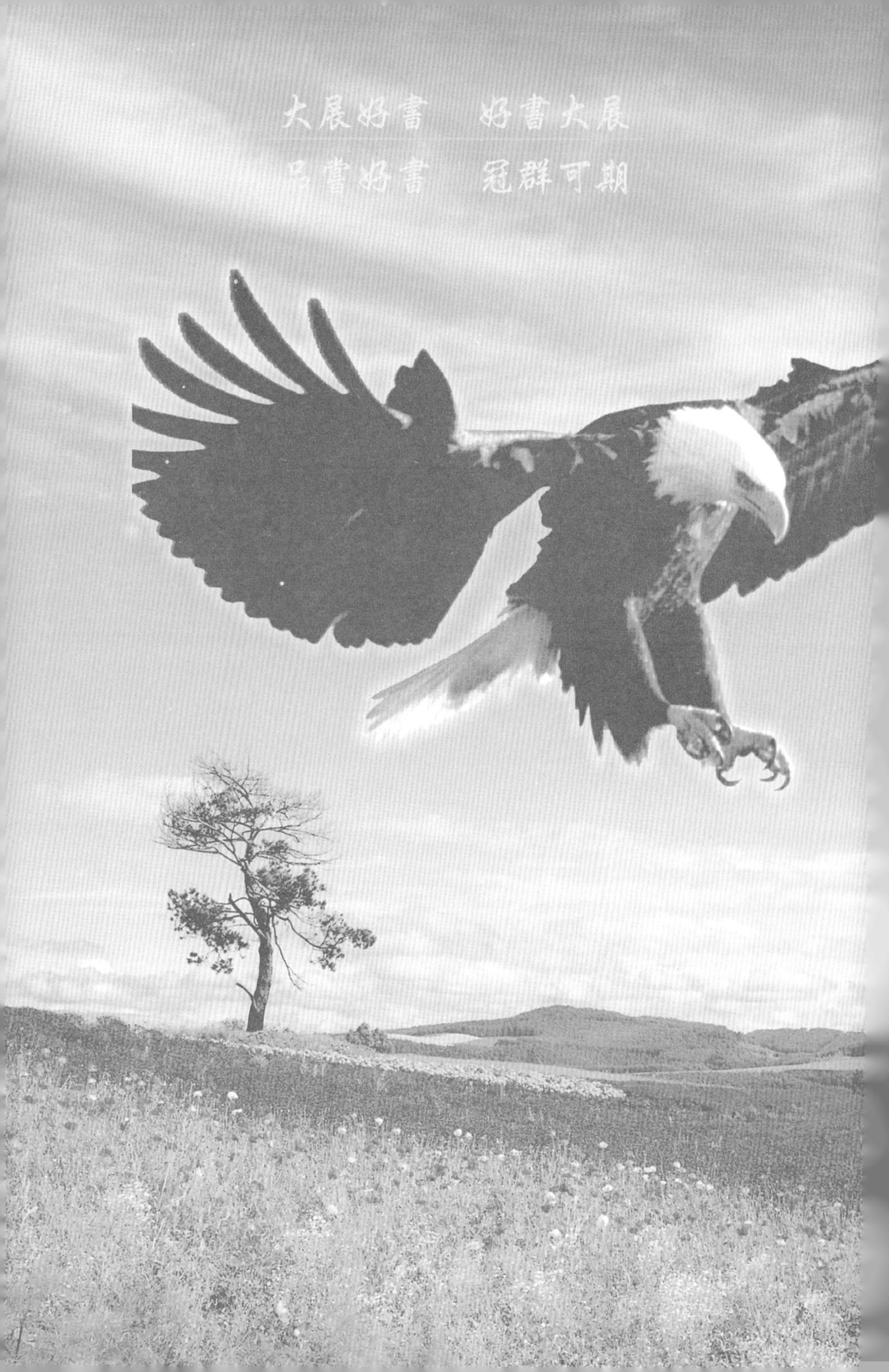
大展好書　好書大展
品嘗好書　冠群可期